WESTEND

JENS BERGER

SCHWARZBUCH CORONA

Zwischenbilanz
der vermeidbaren Schäden
und tolerierten Opfer

WESTEND

Mehr über unsere Autoren und Bücher:
www.westendverlag.de

Die Deutsche Nationalbibliothek verzeichnet diese Publikation in
der Deutschen Nationalbibliografie; detaillierte bibliografische Daten
sind im Internet über http://dnb.d-nb.de abrufbar.

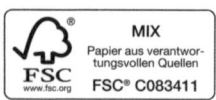

ISBN: 978-3-86489-343-8

© Westend Verlag GmbH, Frankfurt/Main 2021
Umschlaggestaltung: Buchgut, Berlin
Satz: Publikations Atelier, Dreieich
Druck und Bindung: CPI – Clausen & Bosse, Leck
Printed in Germany

Inhalt

In der Solidaritätsfalle – ein Vorwort

Kein anderer Begriff wurde während der letzten eineinhalb Jahre so oft gebraucht und so oft missbraucht wie der Begriff der Solidarität. Aus Solidarität mit den Alten und Vorerkrankten, für die eine Infektion schwer oder gar tödlich verlaufen könnte, haben wir das ganze Land lahmgelegt. Gefragt wurden die »Risikogruppen« jedoch nicht. Wer weiß, vielleicht waren sehr viele von ihnen gar nicht so erpicht darauf, Weihnachten allein zu verbringen? Vielleicht wären sie lieber das Risiko einer Infektion eingegangen, als zum Beispiel ihre Enkel und Urenkel über Wochen und Monate nicht zu sehen, sie nicht in den Arm nehmen zu können?

Die Großmutter eines Freundes von mir musste ihren 100. Geburtstag ohne Familie oder Freunde im Heim verbringen. 100 Jahre. Die Frau hat die Bombennächte des Zweiten Weltkriegs überlebt. Sie hat unter Aufbietung all ihrer Kräfte in schweren Zeiten ihren Kindern das Leben geschenkt und sie zu verantwortungsvollen Menschen erzogen. Sie hat so manche Lebenskrise durchlaufen und so manche Krankheit gemeistert und nun, an ihrem 100. Geburtstag, saß sie allein im Heim. Eine maskierte Pflegerin brachte ihr zumindest ein Stück Apfelkuchen und ein Glas Sekt. Doch ihre Kinder, Enkel und Urenkel durfte sie nicht sehen. Zwei Wochen später starb sie – nicht an Corona, vielleicht aber an Einsamkeit. Um ihre Hinterlassenschaften wegzuräumen, durften ihre Enkel übrigens das Altenheim betreten. Schließlich müsse das Zimmer schnell wieder frei werden. Alles im Namen der Solidarität.

Die Tochter eines anderen Freundes hat in diesem Jahr ihr Abitur gemacht. Als ich vor vielen Jahren mein Abitur gemacht habe, war dies – abseits der schulischen Fragen, die für mich damals ohnehin eine untergeordnete Rolle gespielt haben – eine wunderschöne Zeit. Wir haben gefeiert, getrunken, getanzt. Wir lagen uns in den Armen und haben die vielleicht letzten Tage einer unbeschwerten Jugend genossen. Kaum hatten wir unsere Zeugnisse in den Händen, ging es für viele erst einmal auf große Reise. Per Interrail haben wir Europa bereist, Gleichaltrige aus aller Herren Länder kennen und lieben gelernt, andere Kulturen entdeckt. Eine schöne Zeit. Für mich vielleicht die schönste Zeit in meinem Leben.

Für die Tochter meines Freundes war dieses Jahr keine schöne Zeit. Die letzten Monate ihrer Schulzeit verbrachte sie auf sich gestellt vor ihrem Rechner. Soziale Kontakte außerhalb der Familie waren zumeist auf den virtuellen Raum ausgelagert. Keine Partys, kein Tanz, keine Freude. Kein Umarmen, keine Küsse und keine Gelegenheit, die Jugend zu verabschieden. Die langen Monate zwischen Abitur und digitaler Immatrikulation an der Universität – monoton, isoliert. Bis heute hat sie ihre Kommilitonen nur am Bildschirm ihres Rechners gesehen. Ja, sie war solidarisch. Aber wer war solidarisch mit ihr?

Wer war in den letzten eineinhalb Jahren solidarisch mit all den Wirten und Hoteliers, die um ihr Lebenswerk bangen, vielfach schon kapituliert haben und im besten Falle einer mehr als ungewissen Zukunft entgegenblicken? Wer war solidarisch mit den Armen und in prekären Berufen Tätigen, die nicht den Luxus hatten, die Pandemie im Homeoffice auszusitzen und die gewonnene Freizeit zur Selbstverwirklichung zu nutzen? Wie solidarisch waren wir mit der alleinerziehenden Mutter, der in ihrer kleinen Plattenbauwohnung die Decke auf den Kopf gefallen ist und die nicht wusste, was sie mit ihrem dauergelangweilten Sohn noch anstellen soll, der aus Solidarität weder den Kindergarten noch den Spielplatz besuchen durfte?

O ja, die allermeisten Deutschen waren in den letzten eineinhalb Jahren so solidarisch, dass sie sich in eine Duldungsstarre begeben haben. Und die wenigen Menschen, denen der Kragen geplatzt ist und die aufbegehrt haben, wurden mit ausgestrecktem Finder als Querdenker, Spinner, Verschwörungstheoretiker oder gar Nazis verunglimpft. Zahlreiche TV- und Printformate halfen dabei, eine Lockdown-Ideologie aufzubauen, und schürten bei vielen Bürgern Ängste. Und wer Angst hat, ist anfällig dafür, Menschen zu verdammen, die ihm als Bedrohung präsentiert werden und von denen es heißt, sie seien unsolidarisch.

In Zeiten von Corona ist Solidarität eine Einbahnstraße. Kann man die Solidarität gegenüber der einen Gruppe überhaupt mit der Solidarität einer anderen Gruppe verrechnen? Man kann nicht nur, man muss. Die Solidarität mit den einen ist bei der Corona-Debatte auch immer die Unsolidarität mit den anderen. Hier einen gangbaren Mittelweg zu finden, ist schwer, und wer den Lockdown vor allem als solidarische Maßnahme sieht, verschließt sich der Kompromissfindung.

Warum ein Buch zu Corona schreiben? Wer will das lesen? Das war mein erster Gedanke, als mein Verleger Markus Karsten mir die Idee unterbreitete, ein Schwarzbuch Corona zu verfassen. Es ist doch eigentlich alles gesagt, wenn auch noch nicht von jedem. Doch dieser Eindruck täuscht: Obgleich eigentlich alles gesagt ist, wurde nur weniges davon gehört. Von Tag zu Tag nimmt die Debatte groteskere Züge an, und von Tag zu Tag werden die Gräben zwischen den Lagern tiefer. Viele Mitmenschen haben Angst. Die einen haben Angst vor dem Virus, andere haben Angst vor den sozialen und wirtschaftlichen Folgen der Maßnahmen, und wiederum andere haben Angst davor, dass der Staat die Grundrechte beschneidet und ein autoritäres Gesundheitsregime einführt. Ängste sind immer subjektiv, und jede dieser Ängste muss man respektieren. Das ist jedoch schwer in einer Zeit, in der man am liebsten jeden Widerspruch gegen ein »gesundes Volksempfinden«, das mit einer sehr einseitigen Auslegung des Begriffes Solidarität gekoppelt ist, ausgrenzen will.

Warum gibt es so wenig Kritik, und warum werden die Maßnahmen meist stoisch hingenommen? Sehen wir es doch mal aus folgender Perspektive: Seit nunmehr Jahrzehnten wurde unsere Gesellschaft getreu dem neoliberalen Ideal auf Individualismus getrimmt. Ein jeder sollte seines eigenen Glückes Schmied sein, Solidarität galt als Auslaufmodell. Damit konnten sich zum Glück sehr viele Bürger nicht anfreunden. Das Unwohlsein blieb dabei in vielen Fällen jedoch im Verborgenen. Wie viele unserer Mitbürger, die nun Solidarität für die Risikogruppen einfordern, haben in der Vergangenheit gegen Kinderarmut, Hungerrenten oder prekäre Jobs kritisch Stellung bezogen? Auch Armut tötet. Offenbar ist Solidarität oft nur dann Solidarität, wenn sie von Politik und Medien eingefordert wird und damit staatstragend ist.

Corona vereint einen Großteil der Bürger nun zu einer solchen staatstragenden »Solidar- und Schicksalsgemeinschaft«. Politik und Medien schreiten gleichförmig voran, und viele Bürger reihen sich freudig in die neue Gemeinschaft ein. Politologen nennen dies den »Rally-'round-the-flag-Effekt« – das letzte eindrucksvolle Beispiel dafür waren übrigens die Terroranschläge vom 11. September 2001. Die Muster sind eindrucksvoll: Es gibt eine große Gefahr (das Virus) und Gefährder (Demonstranten und Kritiker der Maßnahmen), ein gemeinsames äußerliches Erkennungszeichen (die Maske), gemeinsame Riten (Mindestabstand) und Vordenker, die den Weg weisen (die TV-Virologen), und über allem steht die Angst. Angst ist zwar ein schlechter Ratgeber, aber dafür das wohl denkbar geeignetste Motiv, sich einer derart allgegenwärtigen und gesellschaftlich akzeptierten Gruppenideologie zu unterwerfen. Die Gruppe nimmt mir die Angst und sorgt durch die für alle geltenden Maßnahmen nicht nur für meinen Schutz, sondern auch für den Schutz der Gesellschaft als Ganzes. Ich bin nicht mehr als Individuum meines eigenen Glückes Schmied und auf mich selbst gestellt, sondern Teil einer großen Volksgemeinschaft, die sich um mich kümmert.

Das ist sicher für viele Bürger ein schönes Gefühl – nur dass hier Wahrnehmung und Realität deutlich auseinanderklaffen. Stellen Politik und Medien schließlich nicht einmal im Ansatz die ideologische Basis unseres neoliberalen Systems infrage, das diesen Wunsch nach Gemeinschaft überhaupt erst geschaffen hat. Dies ist zuerst einmal staatstragend und damit letzten Endes systemstabilisierend. Wenn sich das Gros der Bevölkerung in Krisenzeiten hinter die politische Führung schart und die Medien sich als Hüter der Wahrheit gegen die bösen Kritiker aufspielen können, ist dies für die Politik ein Hauptgewinn, kann sie doch von den Ursachen der Misere ablenken und sich gleichzeitig als Retter von Menschenleben inszenieren. Was zählt aus Sicht der Lockdown-Ideologie schon das Wohl der Kinder, das Schicksal Alleinerziehender oder gar der Künstler und Gastronomen? Und die kritischen Geister, die Dinge hinterfragen, haben in dieser Gesellschaft ohnehin schon lange keinen Bestandsschutz mehr. Die Meinungsfreiheit wird nur dann großgeschrieben, wenn es sich um die »richtige« Meinung handelt. Wer die »falsche« Meinung hat, findet in den Talkshows der Republik keinen Platz und wird von Internetplattformen wie YouTube gelöscht. Corona hat auch dazu geführt, dass unsere Debattenräume immer enger werden.

Das ist es dann auch, wovor ich Angst habe – eine Spaltung der Gesellschaft, die so schnell nicht mehr zu kitten sein wird. Ich fühle mich nicht durch ein Virus, sondern durch Mitbürger gefährdet, die sich bei hinter der Politik zusammenrotten und Maßnahmen und Sanktionen gegen alles und jeden fordern, der als Gefahr für ihre mutmaßliche Volksgemeinschaft wahrgenommen wird. Ich fühle mich zudem durch eine Gesellschaft bedroht, die keinen Widerspruch zulässt. Demokratie lebt vom Diskurs und von der Debatte. Wenn wir beides unterdrücken, bewegen wir uns in sehr gefährliches Fahrwasser und zeigen, dass wir nichts aus unserer Geschichte gelernt haben. Davor habe ich Angst, und um meinen – vielleicht noch so kleinen – Teil dazu beizutragen, die Debatte um Facetten anzureichern, die im Dauerdiskurs um Inzidenzwerte, Mutanten und Impf-Priorisierungen untergehen, habe ich dieses Buch geschrieben.

Es soll hier nicht um eine Fundamentalkritik an allen Maßnahmen gehen. Überhaupt nichts gegen die Ausbreitung des Virus zu tun, ist keine Alternative. Bestimmte Maßnahmen sind nötig, aber sie müssen dann auch mit Augenmaß gewählt und so justiert werden, dass sie Kollateralschäden minimieren. Hier ist vor allem eine Abwägung verschiedener Interessen nötig, und dafür müssen auch andere Disziplinen als »nur« die Virologie und die Epidemiologie gehört und bei der Entscheidungsfindung mit einbezogen werden. Dies wurde in geradezu fahrlässiger Art und Weise versäumt, wie dieses Buch anhand vieler erschreckender Beispiele aufzeigt. Es ist wichtig, auf diese Fehler hinzuweisen, denn nur wer die Fehler kennt, kann auch aus ihnen lernen.

Dieses Buch wurde nicht geschrieben, um die Gefahren, die vom Virus ausgehen, zu verharmlosen. Obgleich dies eigentlich selbstverständlich ist, treibt mich die allgegenwärtige Unart, Kritiker der Corona-Maßnahmen oder auch nur Menschen, die die Gefahren des Virus etwas differenzierter sehen, als Verharmloser oder gar Leugner zu diskreditieren, zu diesem Statement. Ich bin nicht so naiv, anzunehmen, dass mir dieser Vorwurf allen Differenzierungen zum Trotz nicht gemacht werden wird. Man sieht halt meist nur das, was man sehen will. Auf langwierige »ceterum censeos« und Rechtfertigungen habe ich dennoch verzichtet. Wir wissen alle, dass Covid-19 eine gefährliche Krankheit ist. Das muss man nicht pausenlos und an jeder Stelle wiederholen.

Dieses Buch soll die Krankheit als solche nicht in den Mittelpunkt stellen – denn in diesem Punkt sind wir nicht unter-, sondern überinformiert. Um eine Einordnung dieser Thematik komme jedoch auch ich nicht herum. Der Schwerpunkt eines Schwarzbuches muss dennoch woanders liegen. Und zwar bei den Gefahren und Schäden, die mit den politischen Antworten auf das Virus, die Maßnahmen und Lockdowns angerichtet werden. Darauf haben wir bei den NachDenkSeiten seit Beginn der Pandemie immer wieder hingewiesen. Wer diese Punkte nicht kennt oder nicht wahrnimmt, wird nämlich nie die eine Solidarität mit der anderen Solidarität verrechnen und einen sinnvollen Mittelweg finden. Und der ist dringend nötig, denn Corona ist gekommen, um zu bleiben, und das Thema wird uns – ob wir es wollen oder nicht – noch lange Zeit beschäftigen.

Jens Berger
Wolfshagen im Harz
24. Mai 2021

Ist die Angst vor Corona gerechtfertigt?

Dass Angst ein schlechter Ratgeber ist, weiß bereits der Volksmund. Ängste sind meist das Produkt der subjektiven Wahrnehmung. Nachdem es im Jahr 2017 in zahlreichen europäischen Metropolen zu Terroranschlägen kam, rangierte die Angst vor Terror plötzlich laut repräsentativen Umfragen[1] auf dem ersten Platz der wahrgenommenen Bedrohungen. Das ist aus rationaler Sichtweise erstaunlich, da es für einen normalen Menschen in Deutschland statistisch deutlich gefährlicher ist, selbst die Glühbirne auszutauschen oder das Fenster zu putzen, als Opfer eines Terroranschlags zu werden. Jedes Jahr sterben in Deutschland immerhin mehr als 9 000 Menschen[2] durch Sturzverletzungen, während die Zahl der Terroropfer im langjährigen Schnitt kaum messbar ist. Wenn jedoch mal ein Terroranschlag mit Todesopfern passiert, beherrscht er tage-, wenn nicht wochenlang die mediale Berichterstattung, während es der tödliche Sturz beim Fensterputzen bestenfalls zu einer Randnotiz im Polizeibericht der Lokalzeitung bringt.

So bestimmt unsere Wahrnehmung, wovor wir Angst haben. Vor Dingen, die wir kennen, haben wir im Allgemeinen ebenfalls weniger Angst als vor Dingen, die neu, unbekannt oder außergewöhnlich sind. Selbst mancher aufgeklärte und kühl rational denkende Mensch hat beispielsweise – so er kein Vielflieger ist – ein Grummeln im Bauch, wenn er in einem startenden Flugzeug sitzt. Eine Radtour tritt man in der Regel jedoch völlig angstfrei an. Dabei ist das Risiko, bei einer gemütlichen Radtour ums Leben zu kommen, fünfzigmal so hoch wie bei einem Flug im Flugzeug. Dies ist zumindest eines der Ergebnisse einschlägiger Risikostudien[3].

Es gibt sogar ein statistisches Maß für die Lebensgefährlichkeit bestimmter Tätigkeiten – das Mikromort. Ein Mikromort zeigt an, wie viele Menschen von einer Million bei einer bestimmten Tätigkeit oder einem Ereignis sterben. So beträgt die Gefahr, bei einem Flug im Flugzeug ums Leben zu kommen, 0,02 Mikromort, während eine fünfstündige Fahrt auf der Autobahn oder eine 49 Kilometer lange gemütliche Radtour bereits mit 1,0 Mikromort zu Buche schlagen[4]. Bezieht man die möglicherweise tödlichen Spätfolgen bestimmter Handlungen mit ein, kommt man auf noch erstaunlichere Werte. So entsprechen 1,4 Zigaretten, ein halber Liter Wein, 100 über Kohle gebratene Steaks und 40 Löffel Erdnussbutter jeweils einem Mikromort. Eine Vollnarkose sowie ein Fallschirmsprung kommen übrigens auf jeweils zehn Mikromort, während die Geburt eines Kindes mit 120 Mikromort schon beinahe ein Hochrisikoereignis ist. Das höchste in der Fachliteratur angegebene Einzelrisiko bringt übrigens eine Besteigung des Mount Everests mit sich. Hier beträgt das Risiko sportliche 35 000 Mikromort und ist mehr als doppelt so hoch wie das Risiko, bei einer Bypassoperation zu versterben.

Der größte kumulierte Risikofaktor ist jedoch, was sicherlich nicht überraschen kann, das Leben selbst. Für einen 18-Jährigen bringt jeder Tag ein allgemeines Risiko zu sterben[5] von einem Mikromort mit sich. Für einen 90-Jährigen liegt das allgemeine Risiko, an jedem neuen Tag zu sterben, bereits bei 464 Mikromort.

Und wie gefährlich ist eine Covid-19-Erkrankung? Auf den ersten Blick sehr gefährlich. So kommen auf rund drei Million labortechnisch bestätigte Infektionsfälle in Deutschland rund 80 000 Todesfälle. Das entspricht einer Gefährlichkeit von 26 667 Mikromort. Die Gefährlichkeit variiert jedoch sehr stark, wenn man die Infektionen auf die bestimmten Altersgruppen unterteilt.

Covid-19 ist eine extrem selektive Krankheit

So entfallen lediglich 190 Todesfälle auf die rund 1,4 Millionen labortechnisch bestätigten Infektionsfälle in der Altersgruppe der unter 35-Jährigen (beides Stand 10. Mai 2021). Umgerechnet ergibt das ein Sterberisiko pro Infektion von 139,1 Mikromort. Würde man an dieser Stelle auch noch die Dunkelziffer der Infizierten ohne laborbestätigte Meldung mit einbeziehen, würde die Ziffer je nach Quelle um den Faktor Fünf bis Zehn kleiner ausfallen. Wir sprechen also von einer Lebensgefahr, die ungefähr dem Pensum entspricht, das man als Hobbyradler oder Autofahrer in einem Jahr auf oder in dem jeweiligen Verkehrsmittel verbringt oder aber dem Risiko, das von ein bis zwei Packungen Zigaretten beziehungsweise einer Kiste Wein ausgeht. Das ist nicht wirklich geeignet, um in Angst zu verfallen.

Geschlecht	Altersruppe (in Jahren)									
	0–9	10–19	20–29	30–39	40–49	50–59	60–69	70–79	80–89	90+
männlich	4	4	44	133	386	1837	5068	11003	19513	6278
weiblich	8	3	26	68	188	755	2205	6184	18979	12172
gesamt	12*	7*	70	201	574	2592	7237	17187	38522	18450

Zwei Fälle werden derzeit noch validiert.

An das RKI übermittelte Covid-19-Todesfälle nach Altersgruppe und Geschlecht
(Angaben verfügbar für 84888 Todesfälle, 11. Mai 2021, 0 Uhr)
Quelle: RKI

Bei den Hochbetagten sieht die Situation jedoch vollkommen anders aus. Betrachtet man die Altersgruppe der über 80-Jährigen kommt man bei 283000 laborbestätigten Infektionen auf dramatische 57000 Todesfälle, was mehr als 200000 Mikromort entspricht. Selbst unter Berücksichtigung der Dunkelziffer ist dies ein gewaltiges Risiko für Leib und Leben, das am obersten Ende der Risikoskala liegt.

Diese Berechnungen werden durch internationale Vergleichsstudien zur Sterblichkeit von Covid-19 bestätigt. Besonders hervorzuheben ist hier eine Studie[6] des Center for Global Development, die sich als eine der wenigen wissenschaftlichen Untersuchungen die Mühe gemacht hat, die Sterblichkeit nicht nur für die verschiedenen Altersgruppen und Geschlechter, sondern auch gesondert für das Vorliegen einer sogenannten Vorerkrankung auszuwerten. Die Ergebnisse sind erstaunlich.

	Sterblichkeit in Prozent (IFR)			
	Frauen		Männer	
Vorerkrankung	0	> 0	0	> 0
Alter				
0–9	0,00004	0,0361	0,00004	0,0397
10–19	0,00004	0,0361	0,00004	0,0397
20–29	0,0002	0,0543	0,0003	0,0963
30–39	0,0009	0,1364	0,0014	0,2100
40–49	0,0020	0,1847	0,0035	0,3057
50–59	0,0112	0,6353	0,0185	0,7865
60–69	0,0438	1,2395	0,1105	2,0008
70–79	0,1749	2,3906	0,4755	4,3483
80+	1,0913	7,1848	3,6682	20,0846

Sterblichkeit nach Alter, Geschlecht und Vorerkrankung
Quelle: Predicted Covid-19 Fatality Rates Based on Age, Sex, Comorbidities, and Health System Capacity – Center for Global Development, Working Paper 535 June 2020

Für unter 20-Jährige ohne Vorerkrankung liegt die Sterblichkeitsrate (IFR) bei kaum messbaren 0,00004 Prozent oder 0,4 Mikromort. Eine Infektion ist also in etwa so (un)gefährlich wie eine kleinere Fahrradtour. Für 20- bis 50-Jährige – und damit die Gruppe, die in

Deutschland den Großteil der Neuinfektionen ausmacht – liegt die Rate zwischen 0,0002 Prozent und 0,0035 Prozent. Und selbst für 60- bis 69-Jährige ohne Vorerkrankung ist sie mit 0,044 Prozent bis 0,11 Prozent überschaubar und liegt im Bereich der normalen Grippe. Anders sieht es aus, wenn eine einschlägige Vorerkrankung vorliegt. Auch dann liegt die Sterblichkeitsrate bei allen unter 60-Jährigen zwar immer noch deutlich unter 1 Prozent. Bei Männern zwischen 60 und 70 Jahren geht der Wert jedoch bereits auf 2 Prozent hoch. Richtig gefährlich wird Covid-19 aber erst dann, wenn zu einem hohen Alter auch noch Vorerkrankungen kommen. Für Männer über 80 mit Vorerkrankungen beträgt die Sterblichkeitsrate beispielsweise schwindelerregende 20,1 Prozent. Das heißt, jeder fünfte Mann über 80, der eine einschlägige Vorerkrankung vorweist, überlebt laut Statistik die Krankheit nicht. Bei einer Virenerkrankung, die derart leicht ansteckend wie Covid-19 ist, ist dies in der Tat ein äußerst bedrohlicher Wert.

Diese nackten und an dieser Stelle emotionslos vorgetragenen Zahlen entsprechen – vor allem für die jüngeren Altersgruppen – natürlich in keiner Weise der Wahrnehmung der Gefahr. Es ist den Menschen jedoch nicht zu verdenken, dass sie gerade im Fall von Covid-19 die individuelle Gefahr derart irrational überhöhen. Schuld daran ist die undifferenzierte Berichterstattung fast aller Medien. Einerseits hat man in der gesamten Berichterstattung viel zu wenig auf die unterschiedlichen Risiken hingewiesen und andererseits auch noch zusätzlich durch tragische, aber eben auch sehr, sehr seltene Einzelbeispiele aus den jüngeren Altersgruppen einen falschen Eindruck von der Gefährlichkeit für diese Altersgruppen vermittelt.

Selbst ein Sterblichkeitsrisiko von einem zehntel Promille heißt ja letzten Endes, dass von 10000 Infizierten eine Person verstirbt. Während des Höhepunkts der zweiten Welle im Winter 2020/21 entsprach dies bei 20000 Infizierten aus der Altersgruppe der unter 50-Jährigen in der Spitze jeden Tag zwei Todesfällen. Insgesamt sind seit Beginn der Pandemie in Deutschland zwar weniger als 900 Menschen unter 50 Jahren an oder mit der Krankheit gestorben, und die allermeisten der Sterbefälle hatten zudem schwere

Vorerkrankungen, aber mit geballter investigativer Energie gelang es den Medien immer wieder, genau die Ausnahmen von der Regel ausfindig zu machen, die ein falsches Bild von der Gefährlichkeit vermitteln konnten.

Vor allem bei Kindern und Jugendlichen hat man subjektiv den Eindruck, dass es fast mehr Schlagzeilen über Sterbefälle als Sterbefälle selbst gibt. Nach den offiziellen Zahlen des Robert Koch-Instituts sind seit Beginn der Pandemie gerade einmal sieben Teenager an Covid-19 verstorben – allesamt mit schweren Vorerkrankungen. Zynisch könnte man nun entgegnen, dass »Hund beißt Briefträger« nun einmal keine Schlagzeile ist, »Briefträger beißt Hund« jedoch für einen Aufmacher taugt. Dieser Zynismus blendet jedoch die Folgen der Berichterstattung aus. Während sicherlich kein Hundehalter Angst vor bissigen Briefträgern hat, haben Millionen junge Menschen und deren Angehörige Angst vor einer Covid-Infektion. Diese Ängste führen wiederum zu irrationalen, gesellschaftlich verheerenden Folgen, die in den späteren Kapiteln beschrieben werden.

An, mit oder durch Covid verstorben?

Große Verwirrung gab es vor allem in der frühen Phase der Pandemie über die Frage, wer eigentlich als Corona-Toter gelten kann. Während in den klassischen Medien damals sämtliche vom Robert Koch-Institut gemeldeten Sterbefälle als »an Corona« Verstorbene bezeichnet wurden, setzte sich in kritischen Kreisen, vor allem in den sozialen Netzwerken, das Narrativ durch[7], niemand sei »an Corona« verstorben; es handele sich vielmehr um eine Art »Testphänomen«, da Coronaviren nun einmal weitverbreitet seien und daher auch bei Menschen nachweisbar sind, die an ganz anderen Ursachen verstorben sind. Beide Erzählungen sind falsch.

Nach Definition des Robert Koch-Instituts gilt jeder als Covid-19-Toter, bei dem Covid-19 nachgewiesen wurde und der an einer dazu passenden Krankheit gestorben ist. Das von einigen Kritikern immer wieder angeführte Beispiel, nach dem ein Opfer eines

Verkehrsunfalls als »Corona-Toter« gelte, wenn man bei ihm das Virus positiv nachweisen könne, ist also falsch. Richtig ist jedoch, dass vor allem zahlreiche höchstbetagte Patienten, die an multiplen Vorerkrankungen – teils im finalen Stadium – litten und sich mit dem SARS-CoV-2-Virus infizierten und dann verstarben, in den meisten Fällen in der Tat als Corona-Tote gezählt wurden und werden, auch wenn die Todesursache sich unmöglich isoliert auf einen einzigen Faktor reduzieren lässt. Wie groß die Zahl der dabei vielleicht zu Unrecht als Corona-Tote mitgezählten Verstorbenen ist, lässt sich jedoch nur schwer seriös schätzen. Selbst kritische Stimmen wie der Pathologe Klaus Püschel[8] und der Virologe Alexander Kekulé[9] schätzen die Fehlerquote durch diese Definition jedoch als »nicht wesentlich« ein. Hinzu kommt der ebenfalls nicht sonderlich große Effekt in die andere Richtung, dass bei einigen wenigen an Covid-19 Verstorbenen kein Test auf das Virus unternommen wurde. Aber das ist wohl Erbsenzählerei.

Zusätzlich erschwert wird die Definitionsfrage dadurch, dass es hier keinen internationalen Konsens gibt und die Zahlen verschiedener Länder untereinander nicht vergleichbar sind. So wurden zum Höhepunkt des Infektionsgeschehens während der ersten Welle in der Lombardei – auch mangels zur Verfügung stehender Testkapazitäten – alle Todesfälle, die »in Verdacht« standen, etwas mit dem Virus zu tun zu haben, als Corona-Tote gezählt. Später wurden die Zahlen sogar noch nach oben korrigiert, da man die sogenannte Exzessmortalität angewandt hatte. Dieses statistische Verfahren ist eigentlich eher als Instrument zur Bestimmung der Grippe-Toten bekannt. Da bei Toten, die zum Beispiel an einer Pneumonie gestorben sind, in der Regel kein Test auf das Grippevirus vorgenommen wird, behilft man sich bei der Schätzung der Opferzahlen mit einer einfachen Überschlagsrechnung – man schaut, wie viele Menschen im langjährigen Schnitt in einem bestimmten Zeitraum sterben, vergleicht dies mit den aktuellen Zahlen und definiert die Abweichung als Übersterblichkeit, die man dann ganz einfach der Grippe zuschreibt. Dieses Verfahren ist statistisch sehr ungenau und steht schon lange in der Kritik. Auf Corona angewendet ist es jedoch nicht nur ungenau, sondern führt zu geradezu fahrlässigen Überschätzungen. Um dies zu verdeutlichen, eignet sich das Beispiel Lombardei sehr gut.

Während der dramatischen Phase brach dort das komplette Gesundheitssystem zusammen. Wer beispielsweise eine bakterielle Pneumonie hatte und eigentlich eine intensivmedizinische Behandlung hätte bekommen müssen, starb. Wer einen schweren Herzinfarkt oder einen schweren Schlaganfall bekam, starb ebenfalls in vielen Fällen, da das Gesundheitssystem schlicht keine Kapazitäten für solche Fälle mehr hatte. Nun ist die Lombardei eine der Regionen, die weltweit mit den höchsten Altersdurchschnitt hat, sodass schwere, nicht coronabedingte Erkrankungen, die ohne intensivmedizinische Behandlung zum Tode führen, nicht gerade selten sind. Die Exzessmortalität hilft hier jedoch nicht weiter, da diese Fälle in den Vorjahren vom Gesundheitssystem abgefedert werden konnten, die Menschen also nicht verstarben und somit nicht in die Zahlen eingingen.

So hat Corona dazu geführt, dass eine unbekannte – aber sicher sehr große – Zahl von »normalen« Schwersterkrankungen zum Tode führten und über die Berechnung der Übersterblichkeit dann als Corona-Tote gezählt wurden. Das ist nicht ganz falsch, da die Todesfälle ja »coronabedingt« waren, aber nicht mit dem Virus und Covid-19 direkt im Zusammenhang standen. Hier müsste man also davon sprechen, dass diese Menschen weder »an« noch »mit«, sondern »durch« Corona gestorben sind.

Die gleiche Zählweise wurde von den französischen Behörden vorgenommen. Auch hier gab es – vor allem im Elsass und in Lothringen – einen medizinischen Notstand, der eine konkret nicht seriös zu bestimmende Zahl von »nicht coronabedingten« Erkrankungen zu »coronabedingten« Todesfällen gemacht hat, die in die offiziellen Zahlen mit eingingen.

Die weltweit höchsten Todesziffern – gerechnet auf die Bevölkerungszahl – musste während der ersten Welle Belgien vermelden. Auch wenn Belgien eine mit Deutschland vergleichbare Definition der Todesfälle hat, so wurde sie im Nachbarland auf konkreter Handlungsebene gänzlich anders angewandt. Dort zählte man während der erste Welle mangels freier Test- und Pathologiekapazitäten einfach sämtliche Todesfälle mit, bei denen es einen Zusammenhang mit Covid-19 geben könnte. Viele dieser »Corona-Toten« wurden jedoch nie auf das Virus getestet. Durch diese eigenwillige Zählweise wurde Belgien zum internationalen Schlusslicht, obgleich das Virus dort nicht wesentlich stärker gewütet hatte als in den Nachbarländern.

Das andere Extrem ist Russland. Dort zählt nur derjenige als »Corona-Toter«, bei dem eine Obduktion Covid-19 als klare und einzige Todesursache festgestellt hat. Das klingt zwar vorbildlich, führt in der Praxis jedoch zu einer tendenziell zu niedrigen Sterbezahl, da auch in Russland Sterbefälle, für die es eine natürliche Erklärung gibt, gar nicht erst obduziert werden. So vermeldeten die russischen Behörden Mitte März eine »wundersame« Zunahme von Sterbefällen durch Lungenentzündung[10], während die offiziellen Covid-19-Todesfälle gemessen im internationalen Vergleich erstaunlich gering waren.

Auch in Deutschland gab es sehr lange eine Ungewissheit, wie viele der offiziell Verstorbenen denn nun tatsächlich ursächlich an einer Covid-19-Erkrankung gestorben sind. Eine Empfehlung[11] des Robert Koch-Instituts während der ersten Welle, keine Obduktionen an Corona-Toten zu unternehmen, verschärfte diese Ungewissheit. Zum Glück wurde diese Empfehlung jedoch von den Fachgesellschaften für Pathologie schnell scharf kritisiert[12] und wenige Wochen später vom RKI ausgesetzt. So waren es dann auch pathologische Untersuchungen, die ein wenig Licht ins Dunkel brachten und halfen, die Frage, ob jemand »an« oder »mit« Corona gestorben ist, aufzuklären. Besonders zu erwähnen ist in diesem Kontext eine groß angelegte Studie des Instituts für Rechtsmedizin des Universitätsklinikums Hamburg-Eppendorf (UKE)[13]. Die Hamburger Pathologen hatten über das Jahr 2020 hinweg 735 Obduktionen bei mit Corona assoziierten Sterbefällen durchgeführt. Bei 618 Fällen stellte man dabei eine Covid-19-Erkrankung als ursächliche Todesursache fest; konkret starben die meisten Menschen durch eine Pneumonie oder an den Folgen einer Thrombose. Nur in 7 Prozent aller untersuchten Fälle war der Verstorbene zwar mit dem SARS-CoV-2-Erreger infiziert, die Infektion war jedoch nicht todesursächlich. Die große Mehrheit der von den Pathologen untersuchten an Covid-19 Verstorbenen war übrigens älter als 76 Jahre. Frühere Auswertungen des Bundesverbandes Deutscher Pathologen, der Deutschen Gesellschaft für Pathologie und der Deutschen Gesellschaft für Neuropathologie und Neuroanatomie kamen laut *Deutschem Ärzteblatt* vom 20. August 2020[14] zu einem ähnlichen Ergebnis – hier hieß es, dass »in mehr als drei Viertel[n] der Obduktionen die Covid-19-Erkrankung als wesentliche oder alleinige zum Tode führende Erkrankung dokumentiert werden [konnte]«.

Ist also ein Großteil der mit Corona assoziierten Sterbefälle tatsächlich »an« und nicht nur »mit« Corona gestorben? So einfach ist es dann auch nicht, wie nicht zuletzt die UKE-Pathologen-Studie in aller Deutlichkeit belegt. Die Untersuchungen ergaben, dass 88 Prozent der Covid-19-Verstorbenen mindestens drei bis vier Vorerkrankungen hatten. Nur ein einziges Prozent der Verstorbenen wies keine einschlägige Vorerkrankung auf, hier – so die Hamburger Pathologen – müsse man noch genauer nach den Ursachen forschen.

Der Faktor Vorerkrankungen

Die massive Bedeutung von Vorerkrankungen ist nicht nur bei den Sterbefällen, sondern auch bei den schweren Verläufen zu beobachten. Zu diesem Ergebnis kam eine sehr groß angelegte im *Journal of the American Heart Association* veröffentlichte Studie von Forschern der angesehenen amerikanischen Tufts University[15]. Diese hatten 900 000 Krankenhausaufenthalte in den USA untersucht, die im Jahre 2020 auf Covid-19 zurückzuführen waren. Dabei lagen bei fast zwei von drei Fällen einschlägige Vorerkrankungen vor. 30,2 Prozent der hospitalisierten Patienten litten an Fettleibigkeit, 20,5 Prozent an Diabetes, 26,2 Prozent an Bluthochdruck und 11,7 Prozent an schweren Herz-Kreislauf-Erkrankungen. Die Studienautoren nennen diese Vorerkrankungen ursächlich für den Krankenhausaufenthalt. Ohne Vorerkrankung hätten sich diese Patienten zwar auch infiziert, so die Autoren, ein Krankenhausaufenthalt wäre jedoch unnötig gewesen, wie das Wissenschaftsportal Science des ORF am 25. Februar 2021 berichtete[16].

Wenn eine Krankheit derart selektiv gefährlich ist wie Covid-19 ist es jedoch ungemein schwer, sie als »alleinigen« Faktor für schwere und tödliche Verläufe zu betrachten. Wenn zwei Drittel aller US-Krankenhausaufenthalte von Corona-Patienten nach Aussagen der Tufts-Forscher ohne die Grunderkrankungen der Patienten wohl nicht erfolgt wären, und wenn 99 Prozent aller an oder mit Covid-19 verstorbenen Patienten, die von den Hamburger Pathologen untersucht worden waren, mindestens eine schwere Vorerkrankung hatten, war die Infektion mit dem Virus vielmehr ein Faktor von vielen, der zu einem unerfreulichen Ergebnis geführt hat.

Auch wenn Covid-19 ursächlich für den Tod war, so ist es zumindest semantisch nicht haltbar, hier davon zu sprechen, dass diese Menschen monokausal »an« Corona gestorben sind. Mediziner sprechen hier von einer Komorbidität oder einer Multimorbidität – das heißt, dass mehrere Krankheiten gleichzeitig vorliegen und man ein bestimmtes Symptom nicht einer einzelnen, singulären Ursache kausal zuordnen kann. Gerade in zunehmendem Alter ist dies eher die Regel als die Ausnahme. Will man sich also semantisch korrekt ausdrücken, müsste man wohl sagen, dass die meisten Todesopfer schon vor der Infektion multimorbide waren und die Infektion mit dem SARS-CoV-2-Virus letzten Endes das Fass zum Überlaufen brachte.

Man mag diese Unterscheidung nun für sophistisch halten. Doch es geht nicht um Haarspalterei, sondern um eine grundsätzliche Bewertung der Gefährlichkeit und die damit zusammenhängende Einordnung der kollektiven Ängste. Denn es sind ja beileibe nicht nur Angehörige der Risikogruppen, die in diesem Falle völlig zu Recht Angst vor einer Infektion haben, sondern die Maßnahmen zur Eindämmung des Virus schlagen auch und vor allem bei denjenigen zu Buche, für die eine Infektionen in den allermeisten Fällen nicht mit einer Gefahr für Leib und Leben einhergeht. Letzten Endes helfen diese Erkenntnisse auch, die nahezu täglich von den Medien transportierten »Horrorzahlen« besser einordnen zu können. Ansonsten ist es nämlich für Außenstehende sehr schwer zu verstehen, warum bestimmte Zahlen kaum mit der allgemeinen Vorstellung von den Folgen der Pandemie ins Bild zu bringen sind.

Auf der Suche nach der Übersterblichkeit

Bei über 80 000 Corona-Toten müsste man denken, dass dies auch eine signifikante Auswirkung auf die Gesamtsterblichkeit in Deutschland hat. Bestimmte Medien haben sich trotz magerer Datenlage auch redlich bemüht, genau diesen Eindruck zu erwecken. So nahm die Tagesschau-Redaktion eine Sonderauswertung des Statistischen Bundesamts zum Anlass, ihren Lesern am 29. Januar 2021 einen längeren Artikel[17] zum Thema zu präsentieren. Die alarmistische Überschrift lautete »So viele Todesfälle wie zuletzt vor 50 Jahren«. Nun ist diese Aussage streng genommen sogar richtig. In Summe starben 2020 in Deutschland 982 489 Menschen. Das ist

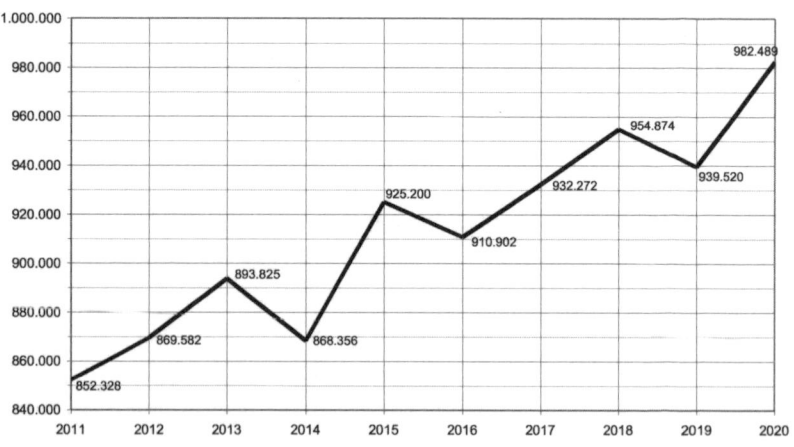

Verstorbene pro Jahr in Deutschland
Quelle: Günter Eder, NachDenkSeiten

so viel seit den 1970ern nicht mehr. Aber mit Ausnahme der Jahre 2014, 2016 und 2019 vermeldete das Statistische Bundesamt ebenfalls die meisten Todesfälle wie seit Jahrzehnten. Wie kann das sein? Man hört doch schließlich immer wieder, die Lebenserwartung würde steigen.

Genau dies ist auch einer der Gründe, warum seit zehn Jahren die Todeszahlen in Summe so hoch sind. Durch die höhere Lebenserwartung wurden die Todesfälle – um es umgangssprachlich auszudrücken – nach hinten verschoben. Entscheidend für die Zahl der Todesfälle in einem Jahr ist aber in einer Gesellschaft mit vergleichsweise wenig Zuwanderung wie Deutschland vor allem die Zahl derer, die in einem Alter sind, in dem man statistisch zum Sterben neigt. Und dies hat wiederum sehr viel mit der Stärke der Geburtsjahrgänge vor vielen, vielen Jahren zu tun. So seltsam es sich anhören mag – nicht Corona, sondern der Geburtenboom der Jahre 1933 bis 1940 ist maßgeblich für diesen makabren Rekord verantwortlich.

1938 wurden in Deutschland 1,5 Millionen Kinder geboren. Dann kam der Zweite Weltkrieg, gefolgt von einem weiteren »Babyboom«, und später der »Pillenknick«, seit dem die Geburtenzahlen im Trend stetig zurückgehen. 2011 markierte mit gerade einmal 663 000 Geburten den bisherigen Minusrekord. Anhand dieser demografischen Daten können Statistiker nicht nur errechnen, wie viele Deutsche im Jahr 2030 im Rentenalter sind, sondern auch recht präzise schätzen, wie viele Menschen in jedem Jahr ein Alter erreichen, in dem die statistische Wahrscheinlichkeit zu sterben hoch ist. Zwischen 2014 und 2020 waren die Zuwachsraten für die Zahl der über 80-Jährigen nahezu konstant und bewegen sich mit Werten zwischen plus 4,1 und plus 4,8 Prozent auf hohem Niveau. 2020 war übrigens der zu erwartende Höhepunkt der Zunahme bei den Todeszahlen. Von diesem Jahr an wird der Zuwachs abnehmen und ab 2025 für einige Jahre sogar negativ sein. Dann kommen nämlich die geburtenschwachen Jahrgänge, die während des Zweiten Weltkriegs geboren wurden, in das Alter, in dem die statistische Wahrscheinlichkeit zu sterben, am höchsten ist.

In Summe sind im Jahr 2020 in Deutschland 42969 mehr gestorben als im Vorjahr. Dies ist noch nicht einmal ein Rekord. Im Jahr 2015 betrug das Wachstum gegenüber dem Vorjahr 56844 Todesfälle. Betrachtet man nur die nackten Zahlen, entspricht dies einem Wachstum von 4,55 Prozent, den die dpa und mit ihr Hunderte Zeitungen und Zeitschriften nach Bekanntgabe der Zahlen durch das Statistische Bundesamt gleich mal sportlich auf 5 Prozent aufgerundet haben[18] – »Sterblichkeit im Corona-Jahr 2020 um 5 Prozent gestiegen« lautete Ende April 2021 die alarmistische Überschrift. Offenbar haben die Redakteure einmal mehr »vergessen«, das Kleingedruckte im Sonderbericht des Statistischen Bundesamts zu lesen. Dort steht nämlich zu lesen[19]:

>*»Dieser Anstieg ist zum Teil auf kalendarische sowie demografische Aspekte zurückzuführen: 2020 war ein Schaltjahr, sodass sich durch den zusätzlichen Tag ein Anstieg um etwa 3000 Fälle gegenüber dem Vorjahr ergibt. Wenn man außerdem den bisherigen Trend zu einer steigenden Lebenserwartung und die absehbaren Verschiebungen in der Altersstruktur der Bevölkerung berücksichtigt, wäre ohne Sonderentwicklungen ein Anstieg um etwa 1 bis 2 % für das Jahr 2020 zu erwarten gewesen.«*

Dass 2020 mehr Menschen als in den Jahren zuvor sterben würden, war also auch ganz ohne Corona zu erwarten gewesen. Hinzu kommt, dass durch den Schalttag die Zahl daher automatisch um rund 0,3 Prozent höher liegen muss. Bereinigt um diese demografischen und kalendarischen Faktoren kommen die Statistiker also nicht 5 Prozent, sondern lediglich 2,6 bis 3,6 Prozent. Und auch dieser Wert ist zu hoch gegriffen, wie der Statistiker Günter Eder in einem Artikel für die NachDenkSeiten[20] bereits im Februar 2021 in einer Regressionsanalyse nachwies. Er kam für das Jahr 2020 dabei auf einen Prognosewert von 970962 zu erwartenden Todesfällen. Zur vom Bundesamt für Statistik gemeldeten Zahl von 982489 gibt es somit eine Differenz von 11527 Todesfällen, was dem Wert von 1,2 Prozent entspricht.

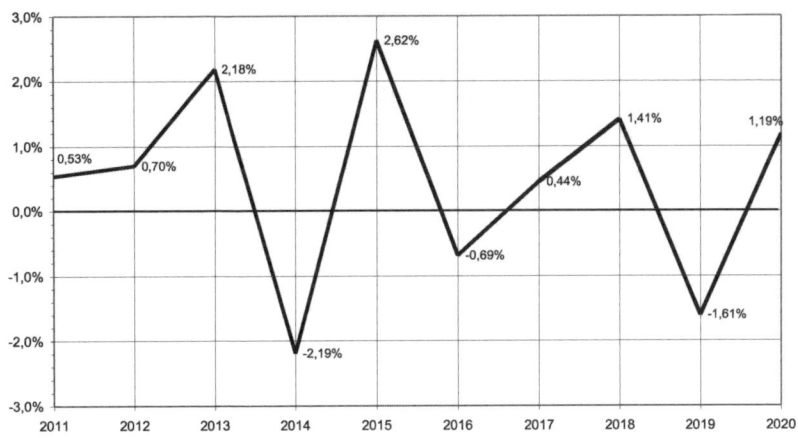

Übersterblichkeit in Prozent
Quelle: Günter Eder, NachDenkSeiten

Schwankungen in diesem Bereich sind alles andere als unüblich. Betrachtet man die letzten zehn Jahre, so hat es immer wieder Abweichungen vom Erwartungswert von teilweise sogar plus oder minus 2 Prozent gegeben. Die höchste Abweichung gab es im Jahr 2015 mit 2,6 Prozent – verantwortlich dafür war vor allem die ausgeprägte Hitzewelle im Sommer. Erstaunlich ist, dass die 1,2 Prozent aus dem Corona-Jahr 2020 noch unter den 1,4 Prozent aus dem Jahr 2018 liegen, das durch eine besonders schwere Grippewelle gekennzeichnet war.

Dieser Trend setzt sich nahtlos im Jahr 2021 fort. Zwar markierte der Januar, in dem in Deutschland die meisten Corona-Toten gemeldet wurden, mit einem Plus von 21 Prozent eine sehr deutliche Übersterblichkeit, bereits im Februar weisen die Sterbezahlen jedoch eine Untersterblichkeit aus. Im März starben trotz Corona sogar 11 Prozent weniger Menschen als im Bezugszeitraum der Jahre zuvor, und es ist davon ausgehen, dass es 2021 in Summe nicht zu einer Über-, sondern zu einer Untersterblichkeit kommen wird.

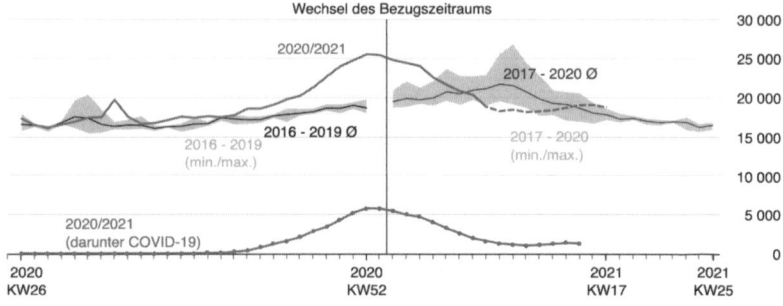

Wöchentliche Sterbefallzahlen in Deutschland
Quelle: Statistisches Bundesamt, 2021

Warum schlagen die Tausenden Corona-Toten eigentlich nur so gering auf die Übersterblichkeit aus? Man sollte doch eigentlich annehmen, dass dieser Wert bei mehr als 80 000 Corona-Sterbefällen sehr deutlich ansteigt. Eine endgültige Antwort auf diese Frage ist noch nicht möglich, da die dazu nötigen Rohdaten noch nicht vorliegen. Man kann sich jedoch auf Basis der bereits bekannten Zahlen an einer »educated guess« versuchen.

Das durchschnittliche Sterbealter in Deutschland lag vor Corona bei 82 Jahren. Das Medianalter der an oder mit Corona Verstorbenen liegt laut RKI sogar bei 84 Jahren. Hinzu kommt, dass (s. o.) der absolute Großteil der an oder mit Corona Verstorbenen an schweren Vorerkrankungen litt. Es ist also davon auszugehen, dass viele der an oder mit Corona Verstorbenen auch ohne Infektion in diesem Jahr gestorben wären. Damit ändert sich zwar die Todesursache, der Effekt auf die Übersterblichkeit bleibt jedoch aus. Diese Erkenntnis ist banal. Umso erstaunlicher ist, dass selbst das Robert Koch-Institut hierzu zu absurden Schlüssen kommt.

Das Märchen von den zehn verlorenen Lebensjahren

Im Februar 2021 erregte eine im *Deutschen Ärzteblatt* veröffentlichte Studie[21] des Robert Koch-Instituts mediales Interesse. Die RKI-Forscher hatten sich die Sterbetabellen aus dem eigenen Haus angeschaut und »durch Tod und Krankheit verlorene Lebensjahre im Verlauf der Pandemie« errechnet. Dabei kamen sie zu einem erstaunlichen Ergebnis:

> *»Insgesamt gingen im Jahr 2020 durch Covid-19-Todesfälle in Deutschland 303 608 Lebensjahre verloren. Auf Frauen entfielen 121 114 (39,9 Prozent) und auf Männer 182 494 YLL [Years Life Lost] (60,1 Prozent). Durchschnittlich verlor jede verstorbene Person 9,6 Lebensjahre.«*

Bereits an dieser Stelle hätte man eigentlich stutzig werden sollen. Wenn das Medianalter der Verstorbenen bei stolzen 84 Jahren liegt, erscheint eine durchschnittliche Restlebenserwartung von fast zehn Jahren doch zumindest außergewöhnlich. Dieser Eindruck täuscht jedoch. Laut den Tabellen der Gesundheitsberichterstattung des Bundes[22] kann ein 85-jähriger Mann immerhin noch mit einer durchschnittlichen Lebenserwartung von 5,6 Jahren, eine gleichaltrige Frau sogar mit 6,5 Jahren rechnen. Und da die Angabe der RKI-Forscher den Durchschnittswert und nicht den Median nennt, der den mittleren Wert in einer Zahlenkolonne darstellt, findet eine Verzerrung durch die wenigen jüngeren Todesopfer statt, die rein statistisch noch sehr viele Jahre zu leben gehabt hätten.

Haben die RKI-Forscher und die Medien, die mit großem Tamtam diese Studie aufgegriffen haben, also recht? Nein. Die Studie unterscheidet nämlich nicht zwischen vorerkrankten und völlig gesunden Personen. In der Studie heißt es:

> *»Andere Krankheitslaststudien zu Covid-19 adjustieren bei Berechnung der YLL [Years Life Lost] die Restlebenserwartung für*

bestehende Vorerkrankungen. Demgegenüber wurde hier, an-
gelehnt an die ›Global Burden of Disease‹-Studie, für alle Ver-
storbenen eine krankheitsunabhängige altersspezifische Restle-
benserwartung angelegt. Dadurch wird die mittlere erreichbare
Lebenserwartung zum Maßstab für den Verlust an Lebenszeit.«

Die 88 Prozent der von den Hamburger Pathologen untersuchten
Sterbefälle, die mindestens drei oder vier schwere Vorerkrankungen
aufwiesen, hatten beispielsweise ganz sicher eine wesentlich kürzere »Restlebenserwartung« als die mittlere »krankheitsunabhängige altersspezifische Restlebenserwartung«.

So ergab beispielsweise eine in *The Lancet*[23] veröffentlichte, von
der NCD-Risk Factor Collaboration unter Federführung des Imperial
College London durchgeführte Metastudie, die die Ergebnisse von
19,2 Millionen Patienten berücksichtigt, dass fettleibige Menschen
im Schnitt eine zehn Jahre kürzere Lebenserwartung als normalge-
wichtige Menschen haben. Nur jeder zweite Mensch mit einem BMI
von mehr als 40 wurde demnach älter als 70 Jahre. Fettleibigkeit ist
(s. o.) sowohl bei den schweren Covid-19-Verläufen als auch bei den
Todesfällen die häufigste Vorerkrankung.

Ähnlich verhält es sich bei den anderen Vorerkrankungen. Ein zu
hoher Blutdruck senkt die Lebenserwartung statistisch um ganze
11 Jahre[24], bei einem Typ-1-Diabetes sind es[25] 11 (Männer) bis
13 Jahre (Frauen), und bei den ebenfalls häufig bei Corona-Sterbefällen vorliegenden kardiovaskulären Erkrankungen hängen die
Einbußen bei der Lebenserwartung natürlich von der Schwere der
Erkrankung ab, sind aber ebenfalls signifikant.

Die RKI-Forscher haben also – aus welchen Gründen auch immer – eine Kohorte mit teils deutlich gesenkter Lebenserwartung
mit dem Durchschnitt verglichen und sind dabei zu einem Ergebnis
gekommen, das wissenschaftlich vollkommen unbrauchbar ist.

Corona-Krise
oder Maßnahmen-Krise?

»Kein gesundes Unternehmen sollte wegen Corona in die Insolvenz gehen, kein Arbeitsplatz sollte verloren gehen.«[1] Mit diesen markigen Worten versuchte Wirtschaftsminister Peter Altmaier am 13. März 2020, den »Schutzschild für Beschäftige und Unternehmen« der Öffentlichkeit zu verkaufen. Finanzminister Olaf Scholz sekundierte: »Wir haben die finanzielle Kraft, diese Krise zu bewältigen. Es ist genug Geld da und wir setzen es ein. Wir ergreifen alle notwendigen Maßnahmen, um Beschäftigte und Unternehmen zu schützen. Darauf kann sich jede und jeder verlassen.« Zwei Monate später verglich Scholz in einem Interview mit dem *Tagesspiegel*[2] die beschlossenen Hilfszahlungen mit einer »Bazooka«. Die hatte bekanntlich schon der damalige EZB-Chef Mario Draghi ausgepackt, um europäische Staatsanleihen während der Eurokrise vor Spekulanten zu schützen. Draghi hatte Wort gehalten. Die Bilanz von Altmaier und Scholz fällt jedoch sehr durchwachsen aus.

Bis heute hat die Wirtschaftskrise, in die das Land im März letzten Jahres nach der Verhängung der ersten Corona-Maßnahmen rutschte, mehr als eine Million Menschen in die Arbeitslosigkeit geschickt. Mehr als drei Millionen sind immer noch in Kurzarbeit, ihr Gehalt wird also zu Teilen oder ganz vom Steuerzahler finanziert. Besonders betroffen sind Menschen, die schon vor Corona sozioökonomisch nicht auf der Sonnenseite des Lebens standen – vor allem Frauen in prekären Jobs. Noch nicht abzuschätzen sind die Folgen für die besonders betroffenen Branchen. Wie viele kleine Boutiquen, Reisebüros, Kneipen, Restaurants, Cafés, Pensionen und Hotels die Krise überleben werden, wird sich erst in den nächsten Monaten zeigen. Wahrscheinlich werden wir die Innenstädte nicht mehr wiedererkennen. Nach Schätzungen des Einzelhandelsverbands HDE aus Mai 2021 könnten den Innenstädten bis zu 120 000 Geschäfte verloren gehen[3].

Die Maßnahmen haben die gesamte deutsche Wirtschaft in eine Rezession gestürzt. Im zweiten Quartal 2020, in das zusätzlich zu den deutschen Maßnahmen noch massive Probleme im internationalen Handel kamen, da durch die verschiedenen nationalen Maßnahmen weltweit die Lieferketten unterbrochen worden waren, war der Einbruch des Bruttoinlandprodukts mit 10,1 Prozent sogar mehr als doppelt so groß wie zum Höhepunkt der Finanzkrise 2008/2009. Später wurde dieser Wert preis-, saison- und kalenderbereinigt auf minus 9,7 Prozent korrigiert.

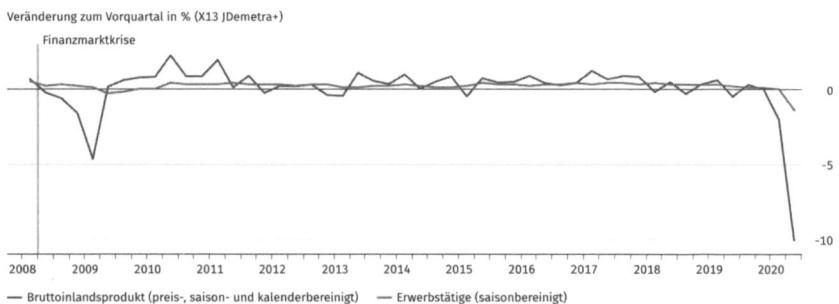

Bruttoinlandsprodukt und Erwerbstätige
Quelle: Statistisches Bundesamt, 2021

Die folgenden Lockerungen und die steigende Nachfrage aus den USA und China und anderen Ländern, die keine harten Maßnahmen verhängt hatten, sorgten dafür, dass die Konjunktur sich im dritten Quartal wieder leicht erholen konnte, doch die »Novembermaßnahmen« und der zweite Lockdown drehten den Aufschwung wieder in einen Abschwung um. Für das Gesamtjahr 2020 blieb so ein Wirtschaftseinbruch von 5 Prozent übrig.

Stefan Kooths, Direktor des Forschungszentrums Konjunktur und Wachstum am Institut für Weltwirtschaft (IFW) Kiel, kommentierte diese Zahl als die »schlimmste Wirtschaftskrise seit Bestehen der Bundesrepublik«. Der Abschwung während des Finanzkrisen-Jahres 2009 sei zwar numerisch mit 5,7 Prozent sogar noch ein wenig höher ausgefallen. Damals traf die Krise die Wirtschaft jedoch in einer Phase der Hochkonjunktur, während 2020 die deutsche Volkswirtschaft sich nach zwei Jahren des Abschwungs ohnehin bereits in einer Rezessionsphase befand.

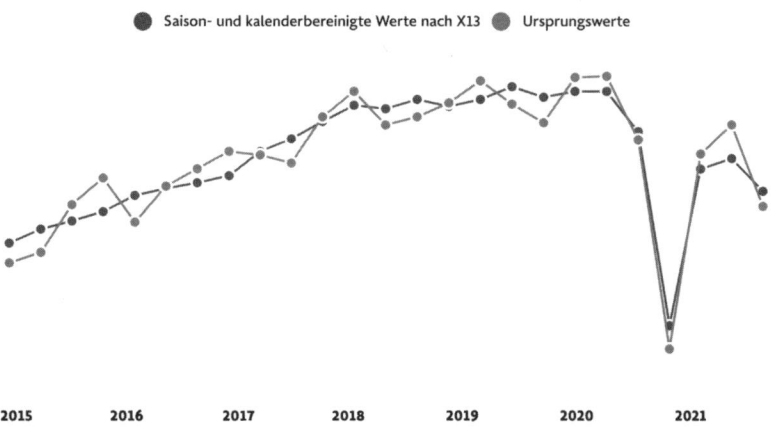

Entwicklung des Bruttoinlandprodukts Deutschland
Quelle: Statistisches Bundesamt, 2021

Mit seinen minus 5 Prozent liegt Deutschland im internationalen Vergleich im Durchschnitt. Im gesamten Euroraum schrumpfte die Wirtschaftsleistung um 6,4 Prozent, wobei Spanien mit minus 11 Prozent den schlechtesten Wert vermelden musste. Auch Großbritannien und Indien hatten mit jeweils minus 9,9 Prozent ein (nicht nur) konjunkturell rabenschwarzes Jahr hinter sich – allesamt übrigens Länder, die vergleichsweise massive Maßnahmen verhängt hatten, die sowohl das öffentliche Leben zum Stillstand brachten als auch zumindest Teile der Wirtschaft lahmlegten, um die Verbreitung des Virus einzudämmen. Länder, die nur »minimalinvasive« Maßnahmen verhängt hatten oder, wie Südkorea, mit

Massentests und Isolierung Erkrankter andere Strategien verfolgten, schnitten da wesentlich besser ab. So mussten die USA beispielsweise »nur« ein Minus von 3,5 Prozent, Russland ein Minus von 3,1 Prozent und Südkorea sogar nur ein Minus von 1 Prozent vermelden. Als einzige größere Volkswirtschaft der Welt konnte China das Jahr 2020 sogar mit einem Wirtschaftswachstum abschließen – auch wenn die gemeldeten 2,3 Prozent weit unter dem von Peking anvisierten Ziel von 6 Prozent lagen. Doch die radikalen Lockdown-Maßnahmen der Chinesen im Frühjahr und der zeitweise schleppende Welthandel im ersten Quartal sorgten auch im Ursprungsland von SARS-CoV-2 für einen herben ökonomischen Rückschlag, von dem das Land sich auch in den Folgequartalen nicht ganz erholen konnte. Dennoch erwies sich China zum zweiten Mal nach der Finanzkrise 2008/2009 als Stabilitätsanker für die Weltwirtschaft. Ohne die robuste Nachfrage aus dem Reich der Mitte wären auch die westlichen Ökonomien in ein wesentlich tieferes Loch gestürzt. Wir müssen uns wohl daran gewöhnen, dass der Motor der Weltwirtschaft nicht mehr Europa oder Nordamerika, sondern Ostasien ist.

Hierzulande begann auch das Jahr 2021 erneut mit einer kräftigen Kontraktion der Wirtschaftsleistung. Im ersten Quartal sank das Bruttoinlandprodukt abermals preisbereinigt um 3,3 Prozent beziehungsweise preis-, saison- und kalenderbereinigt um 1,7 Prozent.

Betrachtet man nur diese Zahlen, haben die Maßnahmen in der deutschen Volkswirtschaft das Wachstum der gesamten letzten sechs Jahre ausradiert. Diese Betrachtung ist jedoch nicht sonderlich zielführend, da sie überproportional Wirtschaftssektoren wie den Maschinenbau, die Chemie oder den Automobilsektor und Großkonzerne mit einer starken Entwicklung beinhaltet, die zwar ihre Wertschöpfung in Deutschland erzielen, ihre Produkte aber am internationalen Markt verkaufen und so – wenn überhaupt – nur geringe konjunkturelle Impulse auf die Binnenwirtschaft ausüben.

So markierte der im Frühjahr 2020 eingebrochene Export zwar im April 2020 mit 75,7 Milliarden Euro Volumen den schlechtesten

Wert seit Langem. Seitdem ist der Wert jedoch wieder kräftig und kontinuierlich gestiegen und lag im März 2021 mit einem Volumen von 111,5 Milliarden Euro schon wieder auf Vorkrisenniveau. Bei den Importen gibt es eine ähnliche Bewegung, nur dass sie im März 2021 mit einem Volumen von 97,2 Milliarden Euro sogar noch über dem Vorkrisenwert von 91,0 Milliarden Euro lagen und damit sogar einen Rekord verbuchen können. Vor allem während des zweiten Lockdowns konnten die Importe ab Januar 2021 sehr deutlich steigen.

Die Welt befindet sich einer tiefgreifenden Wirtschaftskrise, und der Außenhandel floriert – ist dies nicht ein Widerspruch? Nicht unbedingt. Doch hier muss man Export und Import sorgfältig unterscheiden. Zunächst zum Export. Hier ist anzumerken, dass Deutschlands wichtigste Handelspartner außerhalb der EU und hier allen voran China und die USA wirtschaftlich gesehen vergleichsweise milde durch die Krise kamen und durch ihre robuste Nachfrage deutscher Güter der exportorientierten Wirtschaft kräftig unter die Arme griffen.

So konnten die großen deutschen Konzerne das Jahr »trotz« der Maßnahmen mit einem sehr ordentlichen Ergebnis abschließen. Der Volkswagen-Konzern erzielte 8,8 Milliarden Euro Gewinn[4]. Mercedes konnte seinen Gewinn mit mehr als drei Milliarden Euro sogar kräftig gegenüber dem Vorkrisenjahr 2019 steigern[5]. In Summe erzielten die 30 DAX-Konzerne einen Vorsteuergewinn in Höhe von 30 Milliarden Euro, lediglich der Turbinenbauer MTU musste durch die Krise in der Luftfahrtindustrie herbe Abschläge verbuchen, und der Chemiegigant Bayer erzielte sogar eines der schlechtesten Jahre seiner Firmengeschichte – allerdings nicht durch Corona, sondern durch hohe Kosten für die beigelegten Glyphosat-Klagen, also durch einen Management-Fehler.

Um die mehr als solide Entwicklung der Importe zu verstehen, muss man schon ein wenig weiter ausholen. Auch wenn viele Menschen durch Kurzarbeit, Arbeitslosigkeit oder Einnahmeverluste durch selbstständige Arbeit in der Krise weniger Geld zur Verfügung haben, musste doch das Gros der Arbeitnehmer keine nennenswerten Abschläge auf ihr Einkommen hinnehmen. Die Einnahmen dieser Haushalte blieben ungefähr auf dem Niveau von vor der Krise. Die Ausgaben haben sich jedoch verschoben.

Geld sucht Ware

So haben die Deutschen 2020 im Schnitt laut den Berechnungen des Statistischen Bundesamts 8,7 Prozent weniger für Dienstleistungen ausgegeben[6]. Das ist alles andere als überraschend, schließlich sorgten die Maßnahmen dafür, dass man für bestimmte Dinge schlicht kein Geld ausgeben konnte. Wenn Kneipen, Restaurants, Kinos, Theater oder Fitnessstudios geschlossen sind, kann man dort natürlich auch kein Geld ausgeben. Und die Tiefkühlpizza, das Flaschenbier oder das Netflix-Abo sind preiswerter als die sonst genutzten Alternativen, wodurch am Ende des Monats nicht weniger, sondern gar mehr Geld übrig bleibt. Ein besonderer Sparfaktor für die privaten Haushalte waren und sind zudem die während der Krise nahezu komplett ausgefallenen Urlaubsreisen, die im Jahresbudget vieler Haushalte einen nicht gerade geringen Kostenfaktor darstellen.

So konnten viele Haushalte – vor allem diejenigen, die finanziell sorgenfrei sind – ihr Budget umschichten und für andere Dinge ausgeben. Einer der großen Gewinner waren beispielsweise die Fahrradhersteller, die im Jahr 2020 so viele Räder in Deutschland absetzen konnten wie seit dem Jahr 2000 nicht mehr[7]. Vor allem die meist teuren E-Bikes fanden rasanten Absatz. Hier betrug der Zuwachs gegenüber dem Vorkrisenjahr 2019 ganze 43,4 Prozent[8], wodurch auch der durchschnittliche Verkaufspreis pro Fahrrad auf 1 279 Euro gestiegen ist.

Wer weniger Wert auf Bewegung legt, kauft während der Pandemie Möbel und elektrische Haushaltsgeräte, die im zweiten Halbjahr 2020 ein Absatzplus von 6,9 Prozent erzielen konnten. Alle diese Produkte werden oft zum Teil oder komplett im Ausland gefertigt, und wenn es nur bestimmte Komponenten sind. Daher ist es in Summe auch nicht sonderlich überraschend, dass durch die Maßnahmen die Importe unter dem Strich sogar gestiegen sind.

Dies deckt sich auch mit den Konsumzahlen des Statistischen Bundesamts[9]. Während im ersten Halbjahr 2020 bis auf die Verbrauchsgüter – hier vor allem Nahrungsmittel – sämtliche Ausgabekategorien herbe Verluste erlitten, nahmen die Ausgaben für langlebige Konsumgüter im zweiten Halbjahr 2020 um 7,8 Prozent zu, während die Gesamtausgaben für Konsum im gleichen Zeitraum um 4 Prozent sanken. Gestiegen ist übrigens auch die Sparquote, und zwar von 10,9 Prozent im Vorkrisenjahr 2019 auf ganze 16,3 Prozent im Jahr 2020. Dies ist eine Hiobsbotschaft für die Konjunktur. Schon vor der Krise gab es vor allem aufgrund der zu geringen Nachfrage und der damit zusammenhängenden geringen Investitionen kaum Bedarf an Krediten. Wenn nun das Angebot an verfügbarem Kreditvolumen krisenbedingt auf noch weniger Nachfrage an Krediten trifft, wird sich die Niedrigzinsphase abermals verfestigen. Diese Entwicklungen sind makroökonomisch ein echtes Problem, dessen langfristige Folgen noch gar nicht abzusehen sind.

Gerade die von der Krise besonders betroffenen Dienstleistungen wie die Gastronomie und die Veranstaltungsbranche sind es schließlich, bei denen ein Großteil der Wertschöpfung vor Ort stattfindet und die damit gewissermaßen das Rückgrat der Binnenkonjunktur sind. Wenn Sie mit Ihrer Familie Essen gehen, landet ein großer Teil der Rechnungssumme indirekt bei den Kellnern, Köchen und natürlich dem Wirt, und ein weiterer Teil fließt in den sogenannten Wareneinsatz, also die Zutaten, und auch die sind oft regionalen oder zumindest nationalen Ursprungs. Ihre Ausgaben werden so zu den Einnahmen der Beschäftigten und Arbeitgeber der Gastronomie oder des Bauern, der dem Wirt die Kartoffeln geliefert hat. Und im nächsten Monat steht dieses Geld diesen Leuten zur Verfügung, die es ihrerseits wieder ausgeben und damit die Wirtschaft am Laufen halten können. So funktioniert – natürlich sehr verkürzt dargestellt – der binnenwirtschaftliche Kreislauf.

Vollkommen anders sieht die Rechnung aus, wenn Sie sich für Ihr Geld beispielsweise einen neuen Computer bei Amazon kaufen. Hier fließt der Großteil des Geldes zu den Produzenten in Fernost und den internationalen Logistikunternehmen, die es bewerkstelligen, dass ein Produkt aus der chinesischen Provinz Guangdong zu Ihnen vor die Haustür kommt. Der Rest des Geldes fließt an Amazon und verschwindet ebenfalls auf Nimmerwiedersehen aus dem lokalen Wirtschaftskreislauf. Am Ende bleiben der Binnenwirtschaft lediglich ein paar Euro beim Paketboten oder dem Logistikmitarbeiter von Amazon hängen. Nur dieser kleine Anteil kann dann im binnenwirtschaftlichen Kreislauf neue konjunkturelle Impulse leisten.

Spinnen wir den Gedanken weiter und stellen wir uns vor, Sie, liebe Leserin und lieber Leser, sind Dachdecker. Während der Wirt, die Köche und die Kellner Ihres Restaurants oder der Kartoffelbauer Sie vielleicht demnächst mit einem Auftrag versehen, werden sowohl der Bandarbeiter aus Guangdong als auch Amazon-Kopf Jeff Bezos Sie mit an Sicherheit grenzender Wahrscheinlichkeit niemals beauftragen. So sorgt die durch die Maßnahmen ausgelöste Veränderung unseres Ausgabe- und Konsumverhaltens letzten Endes auch dafür, dass unsere volkswirtschaftliche Substanz mehr und mehr zerbröckelt. Am Ende des Wirtschaftskreislaufs ist das Geld auch in einer Krise niemals weg, sondern immer nur woanders. Und wenn es nun im fernen China oder bei Jeff Bezos ist, ist dies zumindest aus der Perspektive der deutschen Volkswirtschaft eine sehr schlechte Nachricht.

Aber der Staat hat uns doch geholfen!

Es ist richtig, dass der Staat der Wirtschaft in der Krise geholfen hat. Und zumindest was das Volumen angeht, kann man tatsächlich von einer Bazooka sprechen. Fasst man alle fiskalischen Hilfen zusammen, pumpte kein anderer europäischer Staat im Verhältnis zur Wirtschaftsleistung mehr Geld in die Wirtschaft als Deutschland. Mit 13,5 Prozent des Bruttoinlandsprodukts liegt nach Berechnungen der DZ Bank im globalen Vergleich nur Kanada vor Deutschland. Offen ist jedoch die Frage, wem hier eigentlich genau geholfen wurde. Das Gros der Hilfsleistungen musste von den Empfängern zweckgebunden dafür verwendet werden, die Fixkosten zu bedienen, und wurde so eins zu eins an die kreditgebenden Banken und die Immobilienvermieter weitergereicht, während das Eigenkapital der Gewerbetreibenden von Monat zu Monat weiter schmolz. Eine Aussetzung der Insolvenzantragspflicht hielt dieses Karussell bis zum Mai 2021 am Laufen – eine Konkursverschleppung, die wiederum vor allem Banken und Vermietern nutzt.

Epidemologie vs. Ökonomie

Wenn es um die wirtschaftlichen Folgen der Krise geht, ist seitens der Politik und seitens der Medien meist von einer »Corona-Krise« die Rede. Das wird schon durch die Überschriften und Schlagzeilen deutlich:

- »Corona bringt Deutschland das höchste Defizit seit der Wiedervereinigung« (*FAZ.net, 7. April 2021*)
- »Wie Corona Existenzen vernichtet« (*Spiegel.de, 11. Februar 2021*)
- »Wie Corona weltweit Jobs vernichtet« (Tagesschau.de, 10. September 2020)
- »Arbeitslos wegen Corona« (ZDF, Frontal 21, 13. April 2021)
- »Corona-Kosten: Bis zu 1,3 Billionen Euro« (ZDF, heute, 31. Dezember 2020)

Das ist schon eine seltsame Wortwahl. Wie soll ein Virus Defizite bringen, Jobs oder gar Existenzen vernichten? Nicht das Virus, sondern die von der Politik verabschiedeten Maßnahmen zur Eindämmung des Virus haben diese Dinge verursacht. Es ist nicht gottgegeben, dass ein Gastronom wegen einer kursierenden Virenerkrankung Insolvenz anmelden muss oder eine Hotelkauffrau ihren Arbeitsplatz verliert. In Teilen mögen die Maßnahmen durchaus sinnvoll gewesen sein. Dass man jedoch große Teile der Wirtschaft über Monate hinweg lahmgelegt und dadurch ökonomische Kollateralschäden ungeahnten Ausmaßes billigend in Kauf genommen hat, war und ist jedoch alles andere als alternativlos, wie es solche Überschriften vorsätzlich oder fahrlässig suggerieren.

Daher wäre es präziser, nicht von einer »Corona-Krise«, sondern von einer »Maßnahmen-Krise« zu sprechen. Wie auf den anderen Themenfeldern auch, wird die Debatte zu den ökonomischen Folgen erstaunlicherweise nicht auf ökonomischer, sondern auf epidemiologischer oder gar virologischer Ebene geführt. Und dies nahezu ausschließlich. Es ist vollkommen klar, dass es zu weniger Infektionen kommt, wenn die Menschen nicht mehr auswärts essen und trinken und vieles nur noch online einkaufen können. Und selbst die im dritten Lockdown beschlossene Testpflicht für die Außengastronomie und den Einzelhandel ist mit Abstrichen sicher virologisch mehr oder weniger sinnvoll. Wie bei allen komplexen Problemen ist dies jedoch kein Rechenmodell, das man nur mit einer einzigen Gleichung – die der Virologen – lösen kann.

Spitzen wir es doch mal zu: Wie viele verhinderte Infektionen müssen auf der einen Seite der Gleichung stehen, wenn es auf der anderen Seite der Gleichung um 100 000 Arbeitsplätze, unternehmerische Existenzen und die ökonomische Basis ganzer Branchen geht? Diese Frage zu beantworten ist alles andere als profan, spielt in den Modellierungen, auf deren Basis politische Entschlüsse gefasst werden, aber keine Rolle. Das ist erstaunlich, da ökonomische Faktoren bei anderen ethischen Fragestellungen im politischen Tagesgeschäft sehr wohl eine Rolle spielen.

Um dies zu verdeutlichen, hilft vielleicht ein Beispiel aus der Praxis. Die Überlebenswahrscheinlichkeit von Opfern eines schweren Verkehrsunfalls steigt dadurch, dass möglichst schnell ein Rettungshubschrauber vor Ort ist. Soll die Politik nun ein flächendeckendes Netz an Rettungshubschraubern aufbauen und finanzieren, sodass selbst der verunglückte Motorradfahrer in entlegenen Ecken des Harzes oder der Eifel binnen einer halben Stunde in eine Spezialklinik eingeliefert werden kann, die sein Leben rettet? Das wäre zwar in der Theorie möglich, doch es ist allgemein akzeptiert, dass hier die Abwägung zwischen den wirtschaftlichen Interessen des Steuerzahlers und der statistischen Überlebenswahrscheinlichkeit des Unfallopfers zu dessen Nachteil ausfallen muss.

Überträgt man dies auf die Lockdown-Debatte, ist es daher auch alles andere als unethisch, Abwägungen zu treffen, bei denen es nicht ausschließlich um die Optimierung epidemiologischer Kennzahlen, sondern um einen vernünftigen Kompromiss zwischen Epidemiologie und Ökonomie geht. Und das wird ja genau so gehandhabt. Anderenfalls müssten wir wohl tatsächlich »Zero Covid« zum Ziel ausrufen und auch sämtliche nicht überlebenswichtige Wirtschaftszweige wie den Automobilbau oder die Finanzbranche stilllegen. Aus rein epidemiologischer Sicht wäre das von Vorteil. Selbstverständlich käme jedoch (fast) kein Politiker auf die Idee, nun wegen Corona VW oder die Deutsche Bank schließen zu wollen. Beim Italiener ums Eck, der kleinen Pension, dem Schuhladen oder dem Friseursalon sieht dies jedoch ganz anders aus. Bei den Kleinen gewichtet man die Abwägung zwischen Epidemiologie und Ökonomie also anders als bei den Großen und nimmt hier massive Kollateralschänden billigend in Kauf. Wie groß diese Schäden sind, lässt sich dabei zurzeit noch nicht einmal erahnen. Die Zahlen und Prognosen sind zumindest tiefschwarz.

Die Verlierer der Krise

Zumindest die DAX-Konzerne sind nahezu unbeschadet durch die Krise gekommen. Wie das *Handelsblatt*[10] im November 2020 vermeldete, haben die 30 größten deutschen Aktiengesellschaften im dritten Quartal des Jahres vor Steuern, Zinsen und Sondereinflüssen stolze 30 Milliarden Euro Gewinn erzielt. Das sind gerade mal 7 Prozent weniger als im Vorjahresquartal, als noch niemand an Corona dachte.

Während in der Beletage also trotz Corona die Champagner-Korken knallten, reichte es im Erdgeschoss noch nicht einmal für ein stilles Wasser. Die Wirtschaftsforschungsinstitute sind sich darin einig, dass vor allem der Mittelstand unter den Lockdowns gravierend gelitten hat und noch immer stark leidet. Im deutschen Mittelstand, der ja in den Sonntagsreden der Politik gerne als Rückgrat der deutschen Volkswirtschaft gefeiert wird, herrscht im Frühjahr 2021 vielfach die pure Existenzangst. Laut einer am 20. April 2021 veröffentlichten Umfrage[11] der Wirtschaftsauskunftei Creditreform sei die Erwartungshaltung der mittelständischen Unternehmen »meilenweit von den Werten der letzten Jahre entfernt«. Die Auftragslage und die Umsätze haben sich empfindlich verschlechtert. Der Geschäftsklimaindex im Mittelstand rutschte auf den niedrigsten Stand seit 2009, dem Höhepunkt der Finanzkrise. Auch der Umsatzrückgang im Winterhalbjahr sei so hoch wie zuletzt vor elf Jahren. Zudem habe jedoch die Länge der Krise merklich an den Rücklagen gezerrt. Der Anteil der eigenkapitalschwachen Unternehmen habe spürbar zugenommen. Fast jedes dritte mittelständische Unternehmen weist im Krisenfrühjahr 2021 eine Eigenkapitalquote von weniger als 10 Prozent auf. Das Wirtschaftsforschungsinstitut IW nennt diese Unternehmen[12] nonchalant »Zombie-Unternehmen« – Untote, deren Schicksal eigentlich schon besiegelt ist.

Doch warum »Untote«? Als eine der ersten Hilfsmaßnahmen zum Schutz der Wirtschaft vor den Folgen der Corona-Maßnahmen hatte die Bundesregierung kurzerhand die Insolvenzantragspflicht ausgesetzt. Normalerweise muss ein Unternehmen spätestens drei Wochen nach Eintritt eines Insolvenzgrundes wie Überschuldung oder Zahlungsunfähigkeit Insolvenz anmelden. Wer diese Frist nicht einhält, macht sich strafbar. Um eine zu erwartende Pleitewelle während der Krise abzuwenden, wurde dieses Gesetz kurzerhand ausgesetzt. Von Oktober 2020 bis zum 1. Mai 2021 wurde diese Aussetzung jedoch stufenweise wieder zurückgenommen. Zum Zeitpunkt der Drucklegung dieses Buches lagen die Mai-Zahlen noch nicht vor. Die Entwicklung der letzten Monate lässt jedoch bereits erahnen, in welche Richtung die Insolvenzzahlen gehen werden, wenn die »Zombie-Unternehmen« Farbe bekennen müssen.

So lag die Zahl der Insolvenzverfahren nach Angaben des Statistischen Bundesamts[13] im letzten Vorkrisenmonat, dem März 2020, bei 8 227. Durch das Aussetzen der Insolvenzantragspflicht sank diese Zahl bis zum September 2020 auf 3 191. Im Laufe der scheibchenweisen Rücknahme der Aussetzung stiegen die Zahlen wieder sprunghaft an und markierten im Februar 2021 – dem aktuellsten Monat, für den bislang Zahlen vorliegen – mit 11 184 einen neuen Rekordwert. Wegen des Insolvenz-Staus gehen die meisten Prognosen nun von einem Anstieg der Insolvenzen um bis zu 50 Prozent aus[14]. Dies wäre eine Pleitewelle, die die Auswirkungen der Finanzkrise 2008/2009 noch einmal weit in den Schatten stellt.

Dabei sind die gemeldeten Insolvenzen nur ein kleiner Teil des Sterbens kleiner und mittelständischer Betriebe. Einen Insolvenzantrag stellen nämlich normalerweise nur etwas größere Kapitalgesellschaften. Die ganz kleinen Unternehmen firmieren meist ohnehin als Personengesellschaft und schließen ihren Betrieb ganz einfach ohne Insolvenzanmeldung. Bei den Selbstständigen sieht es genauso aus. So sind von den fast 3 000 Restaurants, Imbissbuden, Gaststätten, Eiscafés, Cafés und Caterern, die es in Frankfurt am Main zu Beginn der Krise gab, gerade einmal 600 im Handelsregister eingetragen[15].

Nach Schätzungen des Ökonomen Christian Kreiß auf den NachDenkSeiten[16] liegen die geschätzten Zahlen für sämtliche erwarteten Betriebsschließungen, also auch die von kleinen und selbstständigen Unternehme(r)n, die ohne formalen Insolvenzantrag einfach ihre Tätigkeit aufgeben, um den Faktor 10 bis 30 höher als die Zahl der offiziellen Insolvenzanträge. Das Münchner ifo-Institut geht davon aus[17], dass insgesamt rund 750 000 kleine und mittlere Unternehmen in ihrer Existenz bedroht seien – das ist jedes fünfte Unternehmen des Landes. Nach einer DIHK-Umfrage waren es ein Zehntel oder 350 000 Unternehmen, und laut Creditreform gab es 2020 bereits 550 000 überschuldete Unternehmen, die zu »Zombie-Unternehmen« werden könnten, 2021 sogar bis zu 800 000.

Je nach Prognose ist also jedes fünfte bis jedes zehnte deutsche Unternehmen durch die Krise in seiner Existenz bedroht. Der Kahlschlag betrifft jedoch nicht alle Branchen und Sektoren. Während der industrielle Sektor kaum unter den Corona-Maßnahmen der Bundesregierung leidet und die gesamte Exportwirtschaft samt

Außen- und Großhandel nach einem kurzen Schock im März/April 2020 vor allem durch die steigende Nachfrage aus China und den USA schnell wieder Fuß fassen konnte, gehört der Dienstleistungssektor zu den großen Verlierern. Doch auch hier gibt es Ausnahmen. Während die Informationstechnologie und der Internethandel Rekordzuwächse verbuchen konnten, waren es vor allem die Bereiche Gastronomie, Beherbergung, Kunst und Kultur, Tourismus, Bekleidung und der Nicht-Lebensmittel-Einzelhandel, die ganz besonders unter den Maßnahmen litten und teilweise noch leiden.

Das Sterben der Gastronomie

Die Hotellerie und Gastronomie sind einer der größten Wirtschaftszweige des Landes. Mehr als 2,4 Millionen Beschäftigte erwirtschafteten 2019 in rund 222 000 Betrieben einen Umsatz von 93,6 Milliarden Euro[18]. Seit Beginn der Corona-Maßnahmen hat sich der Umsatz pulverisiert. Restaurants mussten je nach Region (Stand Mai 2021) zwischen zwölf und dreizehn Monate komplett schließen und konnten in der übrigen Zeit durch die Hygiene-Auflagen und das Wegbleiben der verängstigten Kundschaft auch nur mit angezogener Handbremse wirtschaften. Erlaubt war und ist während der Lockdown-Phasen lediglich der Außer-Haus-Verkauf. Doch der ist kaum profitabel, ist die Preisstruktur von Restaurants doch so ausgerichtet, dass »preiswerte« Speisen durch »teure« Getränke quersubventioniert werden. Die allermeisten Restaurants kalkulieren so, dass sie ihr Geld mit Kaffee, Spirituosen, Bier und Wein verdienen. Aber wer bestellt sich eine Flasche Bier für drei Euro zum Schnitzel, wenn er die Gerichte abholt und zu Hause verspeist? Reine Getränkegaststätten, also Kneipen und Bars, hatten noch nicht einmal diese Nebeneinnahmen. Sie sind vielfach seit März 2020 komplett geschlossen, und niemand weiß, wie viele von ihnen überhaupt wieder öffnen. Und die Monate, in denen Restaurants mit einer Begrenzung der Gästezahl unter Einhaltung der Hygieneauflagen zwischenzeitlich wieder öffnen durften, stellten keine Möglichkeit dar, die Verluste zu kompensieren. Schließlich basiert die Kalkulation in der Gastronomie auf einem bestimmten Gästeaufkommen. Wenn die maximal erlaubte Belegung unter dem Wert liegt, der dem jeweiligen Geschäftsplan zugrunde liegt, wird der Gastronom stets nur rote Zahlen machen können.

Ähnlich sieht es in der Hotellerie aus. Mit den paar Geschäftsreisenden, die dort während der Lockdown-Phasen abstiegen, lassen sich noch nicht einmal die Fixkosten finanzieren. Und dank Zoom- und Skype-Meetings, den Ausfall von Messen und Events und den internationalen Reisebeschränkungen war und ist auch deren Zahl überschaubar. Während der Lockdown-Monate 2020 und im ersten Halbjahr 2021 sank der Umsatz der Hotellerie um fast 68 Prozent im Vergleich zum Vorjahresmonat[19]. Nach Angaben des Gaststätten- und Hotellerie-Verbandes DEHOGA[20] bangten zum Jahreswechsel 2020/2021 drei von vier Gastronomen und Hoteliers angesichts der Corona-Maßnahmen um ihre Existenz. Jeder vierte Unternehmer ziehe sogar ganz konkret eine Betriebsaufgabe in Erwägung.

Und dabei trifft es noch nicht einmal nur die ganz Kleinen. In einem bedrückenden Interview schilderte der Großgastronom Christian Mook am 26. Januar 2021 in der *FAZ*[21], welche Auswirkungen die Maßnahmen auf sein Unternehmen haben und welche Hilfsleistungen er von der Regierung bekommen hat. Mook betreibt unter dem Dach einer Holding sechs Restaurants in Frankfurt und beschäftigt insgesamt 180 Mitarbeiter. Durch den Lockdown mussten seine Restaurants 12 Millionen Euro Umsatzeinbußen wegstecken. Obgleich es ökonomisch wohl sinnvoller wäre, hat Mook keinen Einzigen seiner Mitarbeiter entlassen. Bis zum Zeitpunkt des Interviews hat er nach eigenen Aussagen gerade einmal 10 000 Euro Hilfsleistungen vom Staat bekommen – insgesamt also 60 000 Euro, um 12 Millionen Euro Umsatzeinbußen auszugleichen. Zwar helfe ihm der Staat durch die Möglichkeit, das operative Personal in Kurzarbeit zu schicken, die Fixkosten liefen jedoch weiter. So müsse er beispielsweise regelmäßig tonnenweise Olivenöl kaufen und es in den Ausguss kippen, damit die Bakterienkulturen in den Fettabscheidern nicht absterben. Er habe am Anfang der Krise sechsstellige Summen für Luftfilter und Plexiglaswände investiert, um seinen Gästen ein Schutzkonzept anzubieten. Allein die Umsatzsteuer für diese zusätzlichen Investitionen sei höher gewesen als die Hilfen, die der Staat ihm hat zukommen lassen. Er musste am Ende eine »hohe sechsstellige Summe« aus seinem Privatvermögen in seine Restaurants »hineinbuttern«, um sie überhaupt am Leben zu halten. Auf sein eigenes Gehalt verzichtet er nach eigenen Angaben ebenfalls. Dennoch sieht er schwarz – nicht nur für sein Unternehmen, sondern für die gesamte Branche:

> »Wir haben BSE überlebt, wir haben noch mal BSE überlebt, wir haben die Lehman-Pleite überlebt, die Dotcom-Blase. Wir waren auf so ziemlich alles vorbereitet, aber nicht auf ein Berufsverbot. Und das in Kombination mit fast ausgebliebenen Kompensationszahlungen: Das ist nicht zu stemmen.«

Was Mook besonders ärgert, ist, dass viele Gäste glauben, er sei »vom Staat komfortabel abgefedert worden«. Hier habe die »Bazooka-Rhetorik«, so Mook, »wirklich ganze Arbeit geleistet«. Und Mook steht damit nicht allein. Wenn man sich unter Gastronomen und Hoteliers umhört, hört man immer das Gleiche: Die Hilfsgelder, so sie denn überhaupt ankommen, reichen bestenfalls, um einen Teil der Fixkosten zu stemmen. Zuerst reizten sie sämtliche Kreditlinien aus ,und nun müssen sie Monat für Monat Geld aus ihrem Privatvermögen in die Betriebe stecken. Und mit jedem Monat Lockdown sinkt die Wahrscheinlichkeit, dass ihre Häuser die Krise überleben.

Die Corona-Hilfen von Bund und Ländern sollten den Unternehmen ein Fortbestehen sichern. Doch ist das tatsächlich der Fall? Nach den Zahlen des Branchenverbands DEHOGA[22] konnte das Gastgewerbe im Frühjahr 2020 rund 1,37 Milliarden Euro Zusagen für Soforthilfen und im Sommer 2020 rund 450 Millionen Euro Zusagen für die Überbrückungshilfen bekommen. Das sind weniger als 2 Prozent des Jahresumsatzes, noch nicht einmal ein Tropfen auf dem heißen Stein. Die Wut war groß, und um die drohenden Massenpleiten wenigstens zum Teil abzuwenden, zeigte sich die Politik zumindest auf dem Papier bei der Ankündigung des »Lockdown light« Ende Oktober 2020 großzügiger. Fortan sollten nicht nur ein Teil der Fixkosten, sondern bis zu 75 Prozent des Vorjahresumsatzes als Verlustausfall erstattet werden. Das klingt sehr großzügig, ist es aber nur bedingt, wie eine grobe Überschlagrechnung zeigt, bei der man Hilfen und Kurzarbeitergeld zusammenfast.

Von diesen 75 Prozent wurden nämlich selbstverständlich noch die Kosten für das bewilligte Kurzarbeitergeld abgezogen. Wenn ein Restaurant also beispielsweise im Normalbetrieb 50 Prozent Personalkosten hat und sein gesamtes Personal in Kurzarbeit schickt, bleiben von den 75 Prozent schon einmal – vereinfacht gerechnet – nur noch 25 Prozent übrig. Davon müssen dann jedoch noch andere Fixkosten wie die Miete und die Kredit-/Abschreibungskosten für die Einrichtung abgetragen werden. Ein jeder kann ja mal über den Daumen peilen, was da am Ende – wenn überhaupt – noch übrig bleibt. Ein Befreiungsschlag sieht jedenfalls anders aus.

Und für viele Gastronomen und Hoteliers sieht die eigentlich brisante Rechnung ohnehin ganz anders aus. Wer keine riesige Kapitaldecke hat, ist durch den Umsatzeinbruch tief in die roten Zahlen bis an oder über die Grenze des Kontokorrentkredits gerutscht. Viele Betreiber haften mittlerweile zusätzlich mit ihrem Privatvermögen und haben auch ihren Dispokredit bis an die Grenze ausgeschöpft. Da die sogenannten Novemberhilfen erst Monate später ausgezahlt wurden und viele Antragsteller noch heute auf die Auszahlung warten, sind diese Kreditlinien erschöpft. Es droht die Insolvenz und in vielen Fällen sogar die Privatinsolvenz. Man kann das mit einem Verdurstenden vergleichen. Dem ist auch nicht damit geholfen, wenn ihm eine Flasche Wasser versprochen wird, die er jedoch erst in einigen Monaten bekommt.

Stand März 2021 fasste die *FAZ*[23] den Stand der bewilligten Auszahlungen aus den Hilfsprogrammen zusammen. Das Ergebnis ist ernüchternd. So wurden von der groß angekündigten Bazooka sogar ein Jahr nach Beginn der Pandemie nur ein Bruchteil der angebotenen Hilfsmittel tatsächlich bewilligt und ausgezahlt. Von den 50 Milliarden Euro, die insgesamt über die Überbrückungshilfen

I bis III angeboten worden waren, wurden beispielsweise bis März 2021 gerade einmal 4,7 Milliarden Euro, also nicht einmal ein Zehntel bewilligt und ausgezahlt.

Zuschüsse	Bewilligungen/Auszahlungen	Angekündigtes Volumen
Soforthilfen	13,6	50
Überbrückungshilfe I	1,5	25 (I und II zusammen)
Überbrückungshilfe I	2,2	25 (I und II zusammen)
Überbrückungshilfe I	1,0	25
Novemberhilfe	4,6	15
Dezemberhilfe	4,1	17
Neustarthilfe	0,5	

in Milliarden Euro
Kredite: *KfW-Sonderprogramm 48,6*
Rekapitalisierungen: *Wirtschaftsstabilisierungsfonds (WSF) 8,4, angekündigtes Volumen: **100***
Bürgschaften/Garantien: *Großbürgschaften **2,7***
*Bürgschaften der Bürgschaftsbanken: **1,8***

Corona-Hilfen für Unternehmen
Quelle: Bundeswirtschaftsministerium, FAZ

Und wo wir schon bei den Hilfsleistungen sind. Es ist erstaunlich, mit welchen Zahlen da seitens des Finanz- und Wirtschaftsministeriums hantiert wird. Der reale Geldfluss hat mit diesen Zahlen jedoch nur sehr wenig zu tun. So wurde von den 13,6 Milliarden Euro, die vom Bund im Frühjahr 2020 als Soforthilfen gebilligt wurden, gerade einmal ein Drittel abgerufen – und davon mussten bis zum Dezember 2020 sogar bereits 305 Millionen Euro wieder zurückgezahlt werden[24], da die Anträge fehlerhaft ausgefüllt worden waren. Schnell war von Subventionsbetrug die Rede. Doch dies ist nur ein weiterer Schlag ins Gesicht der Geschädigten. So wurde beispielsweise ein freiberuflicher Veranstaltungstechniker, dem der komplette Umsatz weggefallen ist, des Subventionsbetrugs beschuldigt[25]. Er hatte Hilfsgelder beantragt, obgleich nach Sicht der Behörde kein »Liquiditätsengpass« vorlag – sprich, der Mann hatte seinen Dispokredit noch nicht völlig ausgeschöpft. Zurzeit laufen 8 200 vergleichbare Verfahren. Nur mit dem Rücken an der Wand zu stehen, reicht offenbar nicht. Man muss schon fast klinisch tot sein, um vom Staat Hilfe zu bekommen.

Werden wir unsere Innenstädte nach Corona wiedererkennen?

Die Gastronomie ist nur eines von vielen Opfern der Corona-Maßnahmen. Gar keine Sonderhilfen gibt es für Gewerbetreibende, deren Betriebe nicht durch Verordnungen geschlossen wurden, sondern die indirekt durch die Maßnahmen und die Angst der Kunden wirtschaftliche Nachteile haben. So herrscht in der Fußgängerzone und der gesamten Innenstadt meiner Kreisstadt Goslar seit November gähnende Leere. Wo man sonst inmitten des Weihnachtsmarktes und des vorweihnachtlichen Kaufrauschs im November und Dezember kaum einen Fuß vor den anderen setzen konnte, herrschte im letzten Jahr Maskenpflicht, und es war weit und breit kein Mensch zu sehen, der gewillt war, Weihnachtsgeschenke zu kaufen oder sein Geld für Kunsthandwerk, einen Glühwein oder gebrannte Mandeln auszugeben. Die ansonsten zahlreichen Touristen aus Deutschland, Dänemark und den Niederlanden fielen natürlich auch weg. Darunter litt vor allem auch der Einzelhandel, der zwar nicht per Verordnung geschlossen wurde und daher auch kein Anrecht auf die November- und Dezemberhilfen hatte, aber wirtschaftlich fast genauso stark betroffen war und ist wie die Gastronomie. Die staatlichen Überbrückungshilfen können die Verluste nur zu einem sehr kleinen Teil ausgleichen.

Auch hier drohen in diesem Jahr Massenpleiten, zumal die angeblichen Öffnungsschritte die Lage nicht besser, sondern aus ökonomischer Sicht sogar schlechter machen. So liegen die Umsatzeinbußen laut Branchenverband HDE[26] im Durchschnitt bei einer Begrenzung der Kundenzahl bei einem Drittel, beim Shoppen mit Terminvereinbarung bei der Hälfte und mit der im Rahmen der »Lockerungen« im Mai 2021 eingeführten Testpflicht sogar bei 60 Prozent.

Bei derartigen Umsatzeinbußen ist für viele Einzelhändler fraglich, ob es sich ökonomisch überhaupt lohnt, das Geschäft zu öffnen, schließlich kommen zu den Fixkosten noch die Personalkosten. Gerade in Branchen mit geringen Margen bedeuten diese »Lockerungen« daher nur, dass die roten Zahlen noch dicker werden. Viele Geschäfte sehen sich dennoch gezwungen, diese Verluste hinzunehmen; allein schon, um ihren Kundenstamm nicht zu verprellen und womöglich der Konkurrenz in die Arme zu treiben.

Während des traditionell besonders umsatzstarken Weihnachtsgeschäfts lag der Umsatz des Nicht-Lebensmittel-Handels 2020 um ganze 60 Prozent unter dem Umsatz des Vorjahres[27]. Dieser Trend setzte sich in den ersten Monaten des Jahres 2021 nahtlos fort. Besonders betroffen sind Branchenangaben zufolge der Bekleidungs- und der Schuh- und Lederwarenhandel, die sich in größter Existenznot sehen. Für die ersten fünf Monate des laufenden Jahres geht der Branchenverband HDE[28] von Umsatzverlusten in Höhe von 40 Milliarden Euro für den stationären Einzelhandel aus.

Der Innenstadteinzelhandel beschäftigt rund 600 000 Menschen, davon könnten nun, so HDE-Geschäftsführer Stefan Genth, bis zu 250 000 Arbeitsplätze dauerhaft verloren gehen. Zwar hätten fast drei Viertel der betroffenen Händler seit Beginn der Krise staatliche Unterstützung bekommen. 60 Prozent warteten jedoch auch im Mai noch auf ausstehende Zahlungen, und bei 60 Prozent derer, die Hilfsleistungen bekommen habe, handele es sich um Abschlagszahlungen, die weniger als die Hälfte der beantragten Summe ausmachten.

Der große Ausverkauf

Prekär ist auch vielfach die Lage der Inhaber selbst. Sie haben keinen Anspruch auf Kurzarbeitergeld, und die Auflagen für die Hilfsgelder sehen die Auszahlung eines Unternehmerlohns nicht vor.

Daher gehen viele Unternehmer zum Sozialamt, um mit der Grundsicherung überhaupt ihren privaten Lebensunterhalt bestreiten zu können. Die Bundesregierung hat für diesen Zweck sogar einen »erleichterten Zugang zu den SGB-II-Leistungen« verabschiedet, der unter anderem die sonst nötige Vermögensprüfung für sechs Monate aussetzt[29].

Und von Monat zu Monat sinkt dabei die Eigenkapitalquote. Dieser Effekt war vorhersehbar, und die Konstruktion der staatlichen Hilfszahlungen lässt auch gar nichts anderes zu. Die staatlichen Hilfszahlungen sind nämlich zweckgebunden und dienen dazu, einen Teil der Fixkosten zu begleichen. Fixkosten sind sowohl in der Gastronomie- und Hotellerie-Branche als auch im stationären Einzelhandel allen voran Mieten und Kreditraten. Aus monetärer Sicht sind die Empfänger der Hilfsleistungen also eigentlich nur eine Station. Das Geld fließt eins zu eins an die Vermieter und die Banken. Da jedoch mit bis zu 75 Prozent nur ein Teil der Fixkosten durch die staatlichen Hilfen abgedeckt ist, muss der Unternehmer die Differenz aus eigener Tasche ausgleichen. Dazu wird zunächst die Finanzreserve angezapft, und wenn die ausgeschöpft ist, müssen neue Kredite aufgenommen werden. Wenn dies nicht mehr möglich ist, muss das Privatvermögen herhalten oder man gibt auf und schließt sein Unternehmen.

Damit einhergehend ergibt sich ein bilanztechnisches Problem. Gerade die kleinen und mittleren Betriebe haben oft keine großen Finanzreserven, und in jedem Fall gelten diese Reserven bilanzrechtlich als Eigenkapital. Dieses Eigenkapital wird von Monat zu Monat aufgezehrt, die Eigenkapitalquote, die das Verhältnis von Eigenkapital zu Fremdkapital angibt, sinkt. Nun ist die Eigenkapitalquote aber keine unwichtige Kennzahl, sondern vor allem für Investitionen und die Bewertung der Kreditwürdigkeit eines Unternehmens die entscheidende Größe. Sinkt die Eigenkapitalquote unter 10 Prozent, sprechen die Wirtschaftsforschungsinstitute von einem eigenkapitalschwachen oder ein wenig populistischer von einem »Zombie-Unternehmen«. Durch die Maßnahmen ist mittlerweile fast jedes dritte Unternehmen des Landes ein solches »Zombie-Unternehmen« – in den besonders betroffenen Branchen ist die Quote noch höher.

Was heißt dies für die Zukunft? Selbst die Betriebe, die die Maßnahmen überleben und ihren Betrieb in der hoffentlich bald kommenden »maßnahmenfreien« Zeit fortführen können, sind durch die Krise derart geschwächt, dass sie auch langfristig um ihr Überleben bangen müssen. Ohne ausreichende Eigenkapitalquote gibt es keine Kredite, Investitionen sind nicht möglich, eine Anschlussfinanzierung bestehender Schulden wird durch das schlechtere Kreditscoring, also der Einschätzung der Kreditwürdigkeit, teurer, die Kosten steigen.

Diese Probleme sind wohlweislich spezielle Probleme kleiner und mittlerer Unternehmen. Bei den Großkonzernen sieht die Situation spiegelbildlich diametral anders aus. Während die Kleinen auch schon vor der Krise eine vergleichsweise geringe Eigenkapitalquote hatten und investitionsfreudig waren, haben die Großkonzerne ihre Gewinne förmlich »gehortet«. Um es zugespitzt zu sagen: Sie wussten gar nicht, wohin mit ihrem Geld. Da die Absatzmärkte im Westen stagnierten, wurden Investitionen unterlassen. Stattdessen kaufte man häufig die eigenen Aktien zurück und baute gigantische Finanzreserven auf, die man vielleicht später für Übernahmen oder Ähnliches als Kriegskasse benutzen kann. Das hat diese Konzerne in eine besonders gute Lage gebracht, um eine solche Krise auszusitzen. Sie schwimmen in Liquidität und haben zudem einen privilegierten Zugang zu preiswertem Fremdkapital, das ihnen dank der dauerhaften Niedrigzinspolitik der Notenbanken förmlich aufgedrängt wird.

Die Lockdown-Politik der Bundesregierung schädigte und schädigt also allen voran und überproportional stark die kleinen Unternehmen, die Selbstständigen sowie den Mittelstand. Die Großkonzerne kamen hingegen relativ gut durch den schlimmsten Wirtschaftsabsturz der Nachkriegszeit. Und wenn sie wie die Lufthansa oder die TUI in einer Branche angesiedelt waren, die besonders vom Lockdown betroffen ist, zeigte der Staat sich von seiner besonders generösen Seite. Die Lufthansa bekam ohne große Auflagen neun, die TUI zwei Milliarden Euro Steuergelder zugesteckt. Das ist in Summe nur unwesentlich weniger als die gesamten Corona-Soforthilfen für Kleinunternehmer und Soloselbstständige (Stand März 2021) zusammen!

Wenn es um die Frage geht, ob »die Wirtschaft« durch die Maßnahmen geschwächt wurde, so muss man dies sehr differenziert betrachten. Auch wenn viele – beileibe nicht alle – Großkonzerne durch die Maßnahmen ein paar Federn lassen mussten, so traf sie dies in einer äußerst kommoden Situation. Die Lockdown-Politik spielte den großen finanzstarken Konzernen, die auf hohen Liquiditätspolstern sitzen und den hinter ihnen stehenden, in Liquidität schwimmenden Eigentümern sogar in die Hände. In schrumpfenden Märkten ist derjenige der Sieger, der seine Stellung in absoluten Zahlen halten kann. Und mehr noch – während einer Krise kann man seine Position viel leichter und viel schneller ausbauen als in normalen Wachstumsphasen. Und dies nicht etwa trotz, sondern gerade eben wegen der Wirtschaftskrise. Die Politik macht bei diesem Spiel meistens gerne und willig mit. Denn die Einflussnahme der Großkonzerne auf die Politik ist ungleich stärker als die Lobby des Mittelstandes oder gar der Selbstständigen mit kleinen und mittleren Unternehmen.

Wer steht denn Gewehr bei Fuß, wenn ein Restaurant, eine Kneipe oder eine inhabergeführte Boutique in bester Lage die Pforten schließen muss? Schauen Sie sich einmal Bilder an, wie Ihre Innenstadt vor dreißig, vierzig Jahren ausgesehen hat. Dort gab es vielleicht Karstadt und einige Bankfilialen, aber die allermeisten Geschäfte waren kleine, inhabergeführte Unternehmen. Diese Unternehmen sind schon heute in der Unterzahl, aber es gibt sie noch. Bedrängt von den großen Ketten und Franchise-Unternehmen, die von großen finanzstarken, oft multinationalen Konzernen betrieben werden. Wenn das kleine, seit Generationen geführte Eiscafé dichtmachen muss, kann die nächste Nordsee-Filiale einziehen. Wenn der Optiker die Pforten schließt, stehen Fielmann und Apollo schon bereit, und H&M, KiK, Mango, Primark und Co. freuen sich natürlich auch über jeden Konkurrenten, und sei er noch so klein, der von der Bildfläche verschwindet. Unsere Innenstädte werden globalisiert, uniformiert und oligopolisiert. Damit verschwindet nicht nur der Charme, sondern auch die Einkommensquelle vieler Menschen, sind diese Multis doch dafür bekannt, ihre hochprofitablen Geschäfte auf den Rücken weniger prekär bezahlter Mitarbeiter zu erzielen.

Diese Entwicklung geht auch wegen der Maßnahmen weit über den Einzelhandel hinaus. So titelte die *Welt* am 4. Mai 2021: »Corona-Folgen: Hotels stehen vor dem Ruin – und die großen Aufkäufer warten schon«.[30] Das klingt nach einem guten Deal für die Aufkäufer, und im konkreten Fall geht es noch nicht einmal um familienbetriebene kleine Hotels, sondern um kleinere deutsche Ketten wie Centro oder Dorint. Die sind nun Übernahmekandidaten. Die Interessenten sind chinesische Großinvestoren und große börsennotierte Hotelketten wie der US-Konzern Marriott International, die nicht nur über eine pralle Kriegskasse und Zugang zu billigen Krediten verfügen, sondern durch ihre internationale Verbreitung die vorübergehenden massiven Verluste aus dem Deutschland-Geschäft auch mühelos ausgleichen können. Wer – selbst als Kette – nur in Deutschland präsent ist, zieht da natürlich den Kürzeren. Kann man da von einem Ausverkauf des Landes als weiterer Kollateralschaden der Maßnahmen sprechen?

Diese Entwicklung ist nicht neu, und das Problem wurde auch schon erkannt. Es gab in der jüngeren Vergangenheit vonseiten der Politik schon Bestrebungen, den Trend zu stoppen und zum Beispiel durch Mieterleichterungen oder Zuschüsse die Innenstädte als Einkaufszonen zu bewahren. Die Corona-Maßnahmen haben diesen Bestrebungen erst einmal ein Ende bereitet. Sind unsere Innenstädte noch zu retten oder gehen wir einem Zeitalter entgegen, in dem der stationäre Einzelhandel nur noch aus Filialgeschäften multinationaler Konzerne besteht und die Städte, so wie wir sie noch kennen, Reminiszenzen an eine vergangene Zeit sind, so wie die Ruinen des Forum Romanums oder die alten Stadtmauern deutscher Städte?

Die Krisengewinnler

Der Onlinehandel hat einen unvergleichlichen Siegeszug hingelegt und gehört zu den großen Gewinnern der Maßnahmen-Krise. Während der stationäre Einzelhandel langsam stirbt, konnte der Internet- und Versandhandel im Mai 2021 ein Umsatzplus von stolzen 42,9 Prozent im Vergleich zum Vorjahresmonat vermelden[31]. Und auch hier sind es vor allem die meist aus den USA kommenden Oligopolisten, die den Markt unter sich aufteilen. So konnte der Marktführer Amazon seinen Umsatz um 44 Prozent steigern, im ersten Quartal 2021 einen Rekordumsatz von 108,5 Milliarden US-Dollar erzielen und dabei seinen Gewinn auf 8,1 Milliarden US-Dollar mehr als verdoppeln. Amazon-Chef Jeff Bezos sprach trotzdem von »der schwersten Zeit, die wir je hatten«. Damit meinte er die Probleme, alle Bestellungen überhaupt zu bewältigen. Das ist Jammern auf verdammt hohem Niveau. Jeff Bezos selbst ist übrigens durch die Krise um ganze 76,3 Milliarden US-Dollar reicher geworden. Sein aktuelles Vermögen beträgt sagenhafte 189,3 Milliarden US-Dollar.

Ein kleiner Fun Fact am Rande: Das Magazin Forbes führt[32] den Drachen Smaug, der in Tolkiens Hobbit-Saga einen ganzen Berg voll Gold bewacht, mit 51,4 Milliarden US-Dollar Privatvermögen als zweitreichsten fiktionalen Charakter – übrigens nur knapp hinter Dagobert Duck. Der Vermögenszuwachs von Jeff Bezos während der Pandemie ist also größer als der Wert der Tonnen und Abertonnen Gold, auf denen Tolkiens Drache hockt. Manchmal helfen solche amüsanten, aber bildlichen Vergleiche, um sich vorzustellen, über welche Summen wir hier reden.

Aber Bezos ist nicht der einzige Krisengewinner. Viele Großunternehmen und vor allem ihre Eigentümer haben im Gegensatz zu den kleinen und mittelständischen Unternehmen durch die Lockdown-Krise sogar in großem Umfang profitiert. Ein Blick auf die führenden Aktienindizes der Weltbörsen zeigt, in welchem Umfang die großen Konzerne und ihre Eigentümer an Wert gewonnen haben: Vom 18. März 2020 bis zum 12. April 2021 ist das Nettovermögen der US-Milliardäre um mehr als 1 600 Milliarden Dollar von

2 950 Milliarden US-Dollar auf 4 560 Milliarden US-Dollar gestiegen[33]. Der Zuwachs während der Pandemie für sich genommen entspricht übrigens rund 2 000 Euro für jeden einzelnen Menschen auf unserem blauen Planeten – vom Säugling in Kigali bis zur Greisin in Osaka.

Auch in Deutschland gehören die Milliardäre zu den großen Krisengewinnlern. Nach Recherchen der Autorin Julia Friedrichs konnten die 190 deutschen Dollar-Milliardäre ihr Nettovermögen während der Pandemie noch einmal um fast 100 Milliarden US-Dollar steigern[34] – also fast 500 Millionen US-Dollar pro deutschem Milliardär. Da müsste man eigentlich fragen: Krise? Welche Krise? Oder man könnte zynisch sagen: Das Geld ist ja nicht weg, es gehört jetzt nur jemand anderem.

Auf die naheliegende Idee, die Krisengewinnler für die Kosten der Krise heranzuziehen, die faktische Umverteilung von unten nach oben also ganz oder zum Teil rückabzuwickeln, kam »erstaunlicherweise« jedoch bislang kein namhafter Politiker. Nimmt man alle staatlichen Hilfsgelder und die meist für Großkonzerne zur Verfügung gestellten Garantien zusammen und addiert dazu noch die Einnahmeausfälle durch weniger Steuern und die nötigen Zuschüsse zu den durch Kurzarbeitergeld und Arbeitslosengeld geleerten Sozialkassen kommt man auf einen maximalen Finanzierungsrahmen von 1,3 Billionen Euro. Dies ergab eine kleine Anfrage der Linksfraktion[35] beim Bundesfinanzministerium. Selbst wenn man zweckoptimistisch ist und einmal annimmt, dass nur 10 Prozent der Garantien fällig werden, für die der Steuerzahler dann geradestehen muss, kommt man noch auf eine Summe von mehr als 550 Milliarden Euro, also 13 750 Euro pro Haushalt. Und da Finanzminister Olaf Scholz bereits angekündigt hat, ab dem Jahr 2024 wieder zur Politik der schwarzen Null zurückzukehren[36] und die »Corona-Schulden« abzubauen, heißt dies auch, dass der Steuerzahler diese Summe in den nächsten Jahrzehnten zurückzahlen muss. Ohne Steuererhöhungen bedeutet das konkret, dass dem Staat noch weniger Geld für Ausgaben und Investitionen zur Verfügung steht – noch weniger Geld für die Schulen und Krankenhäuser, noch weniger Geld für die

Bildung und für Sozialausgaben. Auch dies werden indirekte Folgen der Maßnahmen sein, die während der Corona-Pandemie verhängt wurden. Und auch dies scheint den allermeisten Befürwortern der Lockdown-Politik noch gar nicht so richtig bewusst zu sein.

Kurzarbeit – kein Rettungsschirm für prekär Beschäftigte

Es sind beileibe nicht nur Unternehmen, die herbe Verluste verkraften müssen. Sozialversicherungspflichtige Angestellte sind durch die Kurzarbeiterregelung zwar relativ gut abgesichert, auch wenn viele von ihnen nicht wissen, ob ihr Betrieb überhaupt wieder aufmacht. Aber wie sieht es mit all den Minijobbern und Aushilfen aus? Gerade in Hotellerie, Gastronomie und im Einzelhandel sind solch prekäre Arbeitsverhältnisse weitverbreitet. Und gerade diese Aushilfskräfte sind oft auf jeden Euro angewiesen und stehen finanziell nicht gerade auf der Sonnenseite des Lebens. Ein Beispiel: Der US-Multi Starbucks zahlt in Deutschland wenig Steuern. Dennoch profitiert er von den Hilfsleistungen der Bundesregierung, die aus Steuern finanziert werden. Die alleinerziehende Mutter, die abends per Minijob ein paar Stunden kellnert, um überhaupt über die Runden zu kommen, geht im Gegensatz dazu komplett leer aus. Obwohl der Vergleich ein wenig hinkt, die Alleinerziehende ist schließlich kein Unternehmen, zeigt er doch eins ganz deutlich: Wie so ziemlich alle Entscheidungen der Bundesregierung haben auch die Corona-Hilfen eine deutlich zu erkennende soziale Schieflage. Doch darüber spricht erstaunlicherweise niemand.

Zunächst einmal gilt es festzustellen: Die Kurzarbeiterregelung ist in der Tat der große Rettungsanker für die Millionen Menschen in sozialversicherungspflichtigen Arbeitsverhältnissen. Im April 2020, als zu den Lockdown-Folgen auch noch die Folgen des zeitweiligen Einbruchs des Welthandels und der Lieferketten kamen, mussten fast sechs Millionen Beschäftigte in Deutschland Kurzarbeit anmelden[37] – also 20 Prozent der sozialversicherungspflichtig Beschäftigten. Auch das ist ein dramatischer Rekord. Zum Höhepunkt der Finanzkrise betrug dieser Wert im Mai 2009 lediglich rund 1,4 Millionen. Natürlich waren auch im Frühjahr 2020 nicht alle Kurzarbeiter auf »Kurzarbeit null«, also komplett von ihrem Unternehmen freigestellt. Die gewerkschaftsnahe Hans-Böckler-Stiftung hat auf Basis der durch die Kurzarbeit weggefallenen Arbeitsstunden errechnet[38], dass zum Höhepunkt der Krise am Arbeitsmarkt im April 2020 das Volumen der Kurzarbeit sich auf 2,2 Millionen Vollzeitäquivalente summierte. Mit anderen Worten: Ohne das Instrument der Kurzarbeit hätten womöglich mehr als zwei Millionen Menschen ihren Job verloren.

Nachdem die Frühjahrsmaßnahmen 2020 wieder schrittweise gelockert wurden, ging auch die Kurzarbeit wieder zurück. Der zweite Lockdown im Herbst 2020 machte diesem Trend jedoch ein jähes Ende. Ab November 2020 stieg die Zahl der Arbeitnehmer in Kurzarbeit wieder rasant an und lag im Februar 2021 – neuere Zahlen lagen bei Drucklegung dieses Buches nicht vor – bei 3,27 Millionen. Auch hier gibt es einen großen Unterschied zwischen den verschiedenen Branchen. Während die Kurzarbeit in der Industrie auf ein niedriges Niveau gesunken ist, befanden sich zu Beginn des Jahres 2021 in der Gastronomie und Hotellerie 55,9 Prozent aller sozialversicherungspflichtigen Beschäftigten in Kurzarbeit[39]. Das sind 594 000 Menschen. Im Handel hat sich der Anteil der Arbeitnehmer in Kurzarbeit durch den Winterlockdown ebenfalls mehr als verdoppelt. Im Januar 2021 waren dort 556 000 Menschen in Kurzarbeit.

Im Frühling 2021 ist die Zahl der Kurzarbeiter somit dauerhaft mehr als doppelt so hoch wie zum Höhepunkt der Finanzkrise 2008/2009. So sinnvoll das Instrument der Kurzarbeit auch ist; es ist eigentlich als temporäre Maßnahmen zur Überbrückung kurzzeitiger konjunktureller Schocks und nicht als Dauereinrichtung für Millionen Arbeitnehmer gedacht. Aber wer will sich da ernsthaft beschweren? Soll man die Millionen Kurzarbeiter etwa in die Arbeitslosigkeit entlassen?

Wie kaum anders zu erwarten, konnte die Kurzarbeit nicht alle Arbeitnehmer abfangen. So stieg die offizielle Arbeitslosenquote seit

Beginn der Pandemie im März 2020 von 5,1 Prozent bis zum August 2020 auf 6,4 Prozent. Die Öffnungen im Sommer konnten wieder Menschen in Arbeit bringen, sodass die Quote bis zum November-Lockdown wieder auf 5,9 Prozent sank. Der zweite Lockdown trieb die Arbeitslosenquote jedoch wieder – wenn auch leicht – in die Höhe, sodass sie im Januar 2021 mit 6,3 Prozent wieder am Vorjahreshöchstwert aus dem August kratzte. Seitdem geht die Zahl leicht zurück und markierte im April 2020 jedoch mit 6 Prozent einen Wert, der immer noch fast einen Prozentpunkt über dem Vor-Corona-Wert aus dem März 2020 liegt.

In absoluten Zahlen entspricht dies 2,77 Millionen offiziell gemeldeten Arbeitslosen im April 2021 – eine halbe Million mehr als vor der Maßnahmen-Krise. Zusammen mit den Arbeitnehmern, die in Kurzarbeit sind, haben die Maßnahmen also Stand April 2021 fast vier Millionen Arbeitsplätze vernichtet. Doch das ist noch lange nicht alles, da diese Zahlen sich nur auf sozialversicherungspflichtige Arbeitsplätze beziehen, die im Vergleich zu den prekären Jobs relativ glimpflich davonkamen.

Wenden wir uns den Minijobbern und Aushilfskräften zu. Wer einen Minijob hat, hat keinen Anspruch auf Kurzarbeitergeld. Eine Anfrage der Linksfraktion im Bundestag bei der Bundesregierung ergab, dass neben den offiziellen Arbeitslosen auch 526 000 geringfügig Beschäftigte im Lauf der Krise ihren Job verloren haben[40]. Der Großteil davon waren Arbeitnehmer, die im Rahmen eines Minijobs in der Gastronomie und Hotellerie tätig waren. Dies trifft vor allem Frauen, deren Anteil bei den genannten Minijobs 70 Prozent beträgt.

Und selbst dies ist noch nicht einmal die ganze Wahrheit. Doch wie viele Aushilfskräfte es gibt, die ohne festen Arbeitsvertrag sich vor allem in der Gastronomie ein paar Euro hinzuverdienten und nun auf diesen Zuverdienst verzichten müssen, ist nirgends statistisch erfasst. Hier sind es vor allem Studenten, die sich durch Jobs in Kneipen, Clubs oder Cafés ihr Salär aufgebessert haben. Und auch die sogenannten Solo-Selbstständigen, vor allem im kulturellen Bereich, denen durch die Maßnahmen teils sämtliche Einnahmen weggebrochen sind, werden in keiner Arbeitsmarktstatistik erfasst. Zahlreiche dieser »vergessenen Fälle« hatten sich im Herbst 2020 auf einen Aufruf des NachDenkSeiten-Herausgebers Albrecht Müller[41] gemeldet und ihre persönliche Geschichte in Worte gefasst. 70 dieser Zeitzeugenberichte wurden später im Buch »Die im Dunkeln sieht man nicht«[42] veröffentlicht.

Die Krise hat einmal mehr gezeigt, sie gefährdet gerade Menschen in prekären Arbeitsverhältnissen und insbesondere prekär beschäftigte Frauen, die dann in die Armutsfalle abgleiten. Wer vorher mit seinen paar Euro gerade mal so über die Runden kam, konnte auch keine Reserven für schlechte Zeiten aufbauen. Eine echte Absicherung durch das Sozialsystem gibt es nicht.

Kommen wir zurück zu der alleinerziehenden Mutter, die sich vor Corona als Kellnerin in einem Restaurant ihre Bezüge aus Hartz IV aufgestockt hat und damit sich und ihrem Kind vor allem durch die Trinkgelder zumindest ein Leben auf einem bescheidenen, aber menschenwürdigen Status sichern konnte. Für diese Frau gibt es keine Absicherung, wie sie beispielsweise ein Industriearbeiter mit einem Rahmentarifvertrag hat, der vielfach sogar eine Aufstockung des Kurzarbeitergeldes durch den Arbeitgeber vorsieht. Wer prekär beschäftigt ist und durch die Maßnahmen seinen Job verliert, stürzt erst einmal in ein tiefes Loch und dann in die Armut.

Für diese Menschen gibt es keinen Rettungsschirm, und die Bundesregierung hat noch nicht einmal den kleinen Finger gerührt, um hier zumindest ein bisschen Hilfe anzubieten. Es scheint fast so, als wären diejenigen, die aufgrund ihrer prekären Jobs aus dem Raster der Sozialsysteme fallen, die Kaste der Unantastbaren unseres Systems – man sieht sie nicht, man interessiert sich nicht für sie, und dennoch sind sie unter uns; zu Hunderttausenden, wenn nicht gar Millionen.

Wie wäre es denn, wenn der Staat einen Schutzschirm für von den Corona-Maßnahmen betroffene Minijobber aufspannen würde und einfach und unbürokratisch deren Lohnausfall ausgleicht? Gemessen an den Milliarden und Abermilliarden, die man in Konzerne wie die Lufthansa oder die TUI gepumpt hat, wären dies wahrlich

Peanuts; Peanuts jedoch, die auf sozialer Ebene eine deutliche Wirkung hätten.

Ist die Krise ein »Great Reset«?

Corona ist nicht nur für unsere Gesellschaft, sondern auch für die Wirtschaft eine Herausforderung. Vernetzung, Digitalisierung und Globalisierung haben massiv an Bedeutung gewonnen. Die Kleinen kämpfen – so sie noch nicht aufgegeben haben – ums Überleben, während die multinationalen Tech-Konzerne ihre Vormachtstellung ausbauen und als große Gewinner aus der Krise hinausgehen werden. Ein »großer Reset« – ein Begriff, der von dem Wirtschaftswissenschaftler und Gründer des Weltwirtschaftsforum in Davos, Klaus Schwab, geprägt wurde –, der vielfach in diesem Kontext vor allem in den alternativen Medien beschworen wird, ist dies jedoch nicht. Corona ist vielmehr ein Beschleuniger, der wirtschaftliche Entwicklungen, die schon seit Jahren stattfinden, lediglich massiv vorangetrieben hat.

Was ist der »Great Reset«? Nach Eigendefinition von Schwab geht es hierbei um nicht weniger als eine »Neugestaltung der weltweiten Gesellschaft und Wirtschaft«, die im Anschluss an die Pandemie vorgenommen werden soll. Und natürlich soll das alles »nachhaltig«, »innovativ«, »digital«, »sozial ausgeglichen« und so weiter sein. Man kennt ja diese wolkigen Begrifflichkeiten, die dem real existierenden globalen Finanzkapitalismus ein menschliches Antlitz verschaffen sollen. Viel Luft, wenig Inhalt. Und wenn man die Wortblasen zersticht, schrumpft der »Great Reset« auf eine Marketing- beziehungsweise PR-Strategie von Klaus Schwab. Schwab hat mit dem Weltwirtschaftsforum eine der wohl wichtigsten und auch mächtigsten Konferenzen der Welt aufgebaut. Jährlich versammeln sich dort die Mächtigen aus Politik, Wirtschaft und Finanzen zu einer Art Gipfeltreffen. Wenn die Weltelite in Davos tagt, gibt es auf dem nahe liegenden Flughafen Zürich einen Stau. Während einer Woche landen und starten dort 1 500 Privatjets[43].

Was auf den offiziellen Podien stattfindet, ist dabei recht profan. Interessanter ist, was hinter den Kulissen, in den Separees und Clubs am Abend in kleinster, dafür umso illusterer Runde besprochen wird.

Dass dort aber nun die Mächtigen der Welt einen Masterplan entworfen haben, um mittels einer Pandemie das alte System zurückzusetzen und das neue System nach ihren Vorstellungen zu prägen, ist schon eine recht amüsante Vorstellung. Nicht, weil man so etwas den »Eliten« nicht zutrauen würde, sondern weil sie das »alte System« doch schon längst nach ihren Vorstellungen geprägt haben. Wann wurde denn unsere Gesellschaft auf den Kopf gestellt? Doch nicht erst seit Beginn der Pandemie, sondern seit den Siebziger- und Achtzigerjahren des letzten Jahrhunderts. Haben die Anhänger der Great-Reset-Theorie etwa noch nichts vom Washington Consensus gehört? Dieses ideologisch geprägte »Wirtschaftsprogramm« hat über den Internationalen Weltwährungsfonds und die Weltbank die Grundlage für die neoliberale Umwälzung unseres Wirtschaftssystems gelegt. Die Inhalte dieses Programms waren[44]:

- Nachfragedrosselung und Kürzung der Staatsausgaben durch Fiskal-, Kredit- und Geldpolitiken
- Wechselkurskorrektur (Abwertung) und Verbesserung der Effizienz der Ressourcennutzung in der gesamten Wirtschaft (Rationalisierung und Kostenökonomie)
- Liberalisierung der Handelspolitik durch Abbau von Handelsbeschränkungen und Handelskontrollen, sowie verbesserte Exportanreize
- Deregulierung von Märkten und Preisen (was oft auch die Abschaffung von Preissubventionen für Grundbedarfsartikel bedeutete)
- Haushaltskürzungen
- Privatisierung öffentlicher Unternehmen und Einrichtungen
- Entbürokratisierung
- Abbau von Subventionen

Wer sich ein wenig mit volkswirtschaftlichen Fragen auskennt, erkennt sofort, dass dies im Grunde nichts anderes ist als die praktische Umsetzung der neoliberalen Lehre. Entworfen von Ökonomen wie Friedrich von Hayek und Milton Friedman. Umgesetzt von Politikern wie Margaret Thatcher, Ronald Reagan, Tony Blair, Augusto Pinochet mit seiner Chicagoer Schule und in Deutschland Otto Graf Lambsdorff, Gerhard Schröder, Friedrich Merz, Angela Merkel und Joschka Fischer. Da braucht es nun wirklich keinen Klaus Schwab, um uns den alten Wein aus neuen Schläuchen zu verkaufen. Die Veränderungen dieser Politik waren gravierend. Man kann dies mit Fug und Recht einen »Großen Umbau« nennen oder halt auf Englisch »Great Reset«. Dieser Umbau hat jedoch vor Jahrzehnten begonnen und ist nun in der Tat keine neue Erfindung und schon gar kein Produkt der Corona-Politik, die jedoch – auch daran gibt es keinen Zweifel – voll den ideologischen Leitlinien der »Marktkonformität« folgt, die letztlich nur eine Zementierung der Vormachtstellung internationaler Großkonzerne und dem noch größeren Geld hinter ihnen bedeutet.

Was soll der »Great Reset« denn eigentlich konkret ändern? Verfechter dieser Theorie erwähnen hier eine Umverteilung von unten nach oben. Das ist ein guter Witz. In meinem 2012 erschienen Buch »Wem gehört Deutschland?«[45] habe ich nicht nur die Gründe, sondern auch die Auswirkungen genau dieser Entwicklung sorgsam skizziert, und weitaus bedeutendere Autoren wie Thomas Piketty haben sich dieser Frage mit ihrem Lebenswerk verschrieben. Natürlich stagnieren die Realeinkommen, die Reichen werden immer reicher und die Armen immer ärmer. Diese Entwicklung kritisieren auch die NachDenkSeiten und mit ihnen zahlreiche progressive Ökonomen, Autoren und sogar einige Politiker seit Jahrzehnten. Dieser Trend ist durch die Corona-Politik verrückterweise verschärft worden. Aber eine neue Qualität ist das nicht.

Ähnlich sieht es mit der Konzentration der multinationalen Großkonzerne, dem Sterben der Kleinbetriebe, dem Siegeszug der Digitalisierung und der Privatisierung der öffentlichen Daseinsvorsorge und der Deregulierung der Finanzmärkte aus. All dies ist Teil eines großen Umbaus, der seit vielen, vielen Jahren stattfindet. Man muss schon die gesamte zeitgenössische progressive Debatte der letzten Jahrzehnte verschlafen haben, um dies nicht zu erkennen.

Es ist zweifelsohne geschickt, wie ein Klaus Schwab nun versucht, eben diesen Entwicklungen einen neuen Namen zu geben oder sie – wie man heute wohl sagen würde – neu zu »framen«. Ähnlich gehen jedoch streng genommen alle neoliberalen Apologeten vor. Man lese sich nur die einschlägigen Leitartikel in Blättern wie der *Welt*, dem *Spiegel* oder dem *Handelsblatt* durch. Um die Menschen mit kaltem Kaffee zu begeistern, muss man ihn natürlich aufwärmen und als etwas Neues, Innovatives verkaufen. Nichts anderes ist der »Great Reset«. Aufgewärmter kalter Kaffee, der lediglich geschickt vermarktet wird.

Wenn man sich schon an Schlagworten orientieren will, so wäre es viel sinnvoller, sich noch einmal Naomi Kleins 2007 erschienenes hellsichtiges Buch »Die Schock-Strategie«[46] durchzulesen, in dem sie messerscharf analysiert, wie die Politik Krisen und Katastrophen nutzt, um ansonsten unpopuläre neoliberale Weichenstellungen durchzudrücken. Das ist es dann auch, was wir zurzeit tatsächlich beobachten können. Natürlich haben sich weder die Großkonzerne noch die Politik Corona »ausgedacht«. Sie nutzen die Pandemie jedoch in ihrem Sinne, um Macht hinzuzugewinnen und einer schon länger stattfindenden, vielleicht ja in letzter Zeit stagnierenden Entwicklung neuen Schwung zu geben. Und das ist schon schlimm genug, da braucht es keine Erzählung von einem »Great Reset«.

Über den Tellerrand geschaut

Fettleibigkeit, Bluthochdruck, Diabetes – es ist schon richtig; nicht nur wenn es um den Tod geht, neigt der Deutsche zur Nabelschau. Während in den Ländern des globalen Nordens, die sich gerne als entwickelt bezeichnen, es vor allem sogenannte Zivilisationskrankheiten sind, die dem Leben ein Ende setzen, wäre man in vielen Ländern der Welt wohl froh, überhaupt in den Luxus einer Zivilisation zu kommen, für die derlei Krankheitsbilder die häufigsten Todesursachen sind.

Nach Angaben der Welthungerhilfe[47] stirbt weltweit alle zehn Sekunden ein Kind unter fünf Jahren durch Mangelernährung. Während Sie diese Worte lesen, ist schon wieder ein Kind verhungert. 360 pro Stunde, 8 640 pro Tag, 263 520 pro Monat, 3 162 240 pro Jahr. Zwei Milliarden Menschen sind weltweit von Mangelernährung betroffen. Das ist ein Viertel der Weltbevölkerung. Im letzten Jahr hungerten weltweit 690 Millionen Menschen. Tendenz seit fünf Jahren steigend. Bereits in zehn Jahren werden es nach einer Schätzung der Welternährungsorganisation FAO[48] mehr als 840 Millionen sein – und diese Schätzung stammt aus »Vor-Corona-Zeiten«. Die UN prognostiziert[49], dass lediglich durch die Maßnahmen zur Eindämmung der Pandemie die Zahl der Hungernden um 83 bis 132 Millionen Menschen steigen wird. Zwei Drittel davon entfallen auf den afrikanischen Kontinent oder, um genauer zu sein, auf das Afrika südlich der Sahara.

Mehr als drei Millionen Kinder, die jedes Jahr durch Mangelernährung sterben – dies entspricht ziemlich genau der Zahl derjenigen, die weltweit seit Beginn der Corona-Pandemie vor eineinhalb Jahren an den Folgen von Covid-19 verstorben sind. Doch dieser Vergleich hinkt. Während Covid-19 vor allem eine Krankheit der wohlhabenderen Länder des globalen Nordens und einiger Schwellenländer wie Brasilien oder Indien ist, findet das sekündliche Sterben an den Folgen des Hungers vor allem in den ärmsten Ländern der Welt im globalen Süden statt. Und in diesen Ländern spielt Covid-19 bestenfalls eine Nebenrolle. Nimmt man sämtliche afrikanische Staaten südlich der Sahara zusammen, kommt man[50] seit Beginn der Pandemie auf gerade einmal 88 000 Todesfälle – weniger als im reichen, aber im Weltmaßstab kleinen Deutschland. Und wenn man von dieser Zahl noch das relativ entwickelte Südafrika abzieht, kommt man sogar nur auf 33 000 Todesfälle – unwesentlich mehr als in Tschechien, das jedoch nur zehn Millionen Einwohner hat, während in den afrikanischen Ländern mehr als eine Milliarde Menschen leben. Allein in Afrika sterben also jedes Jahr fast einhundertmal so viele Menschen an Hunger wie insgesamt während der Pandemie an Covid-19. Während Covid-19 ein singuläres Ereignis ist, findet das Sterben durch Hunger und Mangelernährung dauerhaft statt; Jahr für Jahr.

Wenn von den globalen Folgen von Corona die Rede ist, fällt der Blick meist auf die reichen Nationen des globalen Nordens. Das ist fahrlässig. Auch langfristig drohen die womöglich härtesten Folgen der Pandemie nämlich nicht den reichen, sondern den armen Nationen des globalen Südens, allen voran Afrika. Doch auch hier sind die dramatischen Folgen der Pandemie keine direkten, sondern indirekte Folgen und streng genommen gar keine Folgen der Krankheit, sondern Folgen der Maßnahmen. Die Krise ist eine Folge falscher Prognosen durch die WHO und Lösungen nicht in Sicht.

Der reiche Norden reagiert auf die dramatischen Entwicklungen im Süden wie die berühmten drei Affen – nichts hören, nichts sehen und bloß nichts sagen; und wenn, dann geht es meist um die »Probleme«, um die sich die Debatte im globalen Norden gerade dreht. Anfangs war dies die vermeintliche Notwendigkeit von Lockdowns, dann folgte die Frage der Impfstoffe. Als die UNO im Dezember 2020 endlich einen Sondergipfel zur Corona-Pandemie einberufen hatte, stand – angeregt von den Vertretern der reichen Industriestaaten – allem voran die »gerechte« Verteilung der Impfstoffe auf der Tagesordnung[51]. Die viel drängendere Frage, wie Afrika sich von den massiven Folgen der Maßnahmen erholen soll, interessierte derweil nur die Vertreter der afrikanischen Staaten.

33 000 Todesfälle in eineinhalb Jahren; das ist für afrikanische Maßstäbe überschaubar. Im gleichen Zeitraum starben auf dem Kontinent schließlich rund fünf Millionen Kinder an Unterernährung und rund 450 000 Kinder an Malaria. Verglichen mit diesen epischen Bedrohungen und regionalen Todbringern wie HIV, Ruhr und Tuberkulose stellt Covid-19 in Afrika in der Tat ein marginales Problem dar. Doch hier reden wir von der Krankheit und nicht von der politischen Reaktion darauf.

Grund für die teils rigorosen Maßnahmen der afrikanischen Regierungen war eine »Horrorprognose« der Weltgesundheitsorganisation WHO aus dem März. Damals sagte[52] die WHO für den Kontinent unkontrollierbare Infektionsketten, Millionen Tote und einen Zusammenbruch des Gesundheitssystems voraus und forderte die Regierungen mit Nachdruck zu Abwehrmaßnahmen auf. Diese Aufforderung ist weniger als nett gemeinter Tipp, sondern eher im Sinne eines Don Corleone als Angebot zu verstehen, das man nicht ablehnen kann. Vor allem die westlichen Staaten koppeln ihre Entwicklungshilfe und die zugestandenen Privilegien bei Themen wie Waffenexporten, Handelserleichterungen oder wirtschaftliche Zusammenarbeit gerne daran, wie »verantwortungsvoll« die Politik der afrikanischen Staaten agiert. Und nach westlicher Sicht wäre ein Staat, der sich gerade beim Thema Corona den Forderungen der WHO widersetzt auf einer Stufe mit einem »Schurkenstaat«, der seine Bevölkerung durch Unterlassung gefährdet. Daher wurden die Forderungen der WHO auch in Afrika pflichtbewusst umgesetzt – obgleich es zu diesem Zeitpunkt auf dem gesamten Kontinent gerade einmal 47 bestätigte Infektionen und keinen einzigen Todesfall zu vermelden gab. Natürlich sind diese Zahlen immer unter Vorbehalt zu betrachten, zumal das afrikanische Meldewesen sicherlich nicht über alle Zweifel erhaben ist. Gegenläufige Meldungen aus den betroffenen Ländern gibt es jedoch nicht, sodass man diese Zahlen zumindest in der Tendenz schon als Arbeitsgrundlage verwenden kann.

Länder wie Simbabwe oder Kenia verhängten wenige Tage später harte Lockdowns. Gabun und Nigeria ordneten sogar totale Ausgangssperren an, und Angola verhängte ein Verbot, sich auf der Straße aufzuhalten, und riegelte die einzelnen Provinzen ab. Zuwiderhandlungen wurden durch sofortige Festnahmen geahndet. Im Laufe des Aprils 2020 schlossen nahezu alle afrikanischen Staaten ihre Schulen, verboten Zusammenkünfte und Märkte und schränkten den Reiseverkehr massiv ein. Die Folgen waren verheerend.

Um dies als Europäer zu verstehen, lohnt ein kleiner Exkurs über die afrikanischen Volkswirtschaften. Etwa drei Viertel der Werktätigen in Sub-Sahara-Afrika gehen einer sogenannten informellen Arbeit nach[53]. Sie verdingen sich als Kleinbauern in der Dorfgemeinschaft, stellen selbstständig Güter her, bieten kleine Dienstleistungen an, transportieren Güter oder verkaufen Waren auf lokalen Märkten oder am Straßenrand. Es ist sicher überflüssig zu erwähnen, dass diese informellen Jobs keine soziale Absicherung haben. Sobald der Wirtschaftskreislauf durch Ausgangssperren, Kontakt- und Reiseverbote und Verbote von Märkten unterbrochen wird, stehen diese Menschen vor dem Nichts. Und so kam es, wie es kommen musste.

Kleinbauern fanden keine Möglichkeit mehr, ihre Produkte über Märkte zu verkaufen, und – was langfristig noch schlimmer wiegen wird – vielerorts auch keine Möglichkeit, um an Saatgut für die nächste Aussaat zu kommen. Millionen Viehhalter in der Sahelzone wurden durch den Lockdown daran gehindert, ihre Tiere zur Fütterung in die traditionellen Weidegebiete zu führen. Millionen Wanderarbeiter wurden über Nacht arbeitslos. Felder konnten dadurch nicht bestellt werden. In Folge wurden in den Städten die Waren und Lebensmittel knapp, die Preise stiegen, und gleichzeitig brachen die Einkommen weg; schließlich stockte nun auch der Fernhandel, die Grenzen waren geschlossen, und mit dem Tourismus brach eine der wenigen Devisenquellen weg. Hinzu kam der großflächige Wegfall vieler staatlicher und internationaler Hilfsprojekte, wie zahlreiche deutsche Hilfsorganisationen im November 2020 in einem gemeinsamen Positionspapier[54] beklagten.

Als sei dies nicht schon schlimm genug, verschärften indirekte Folgen des Lockdowns auf anderen Gebieten die Situation. So mussten durch die Lockdown-Maßnahmen und durch logistische Probleme beispielsweise die medizinischen Therapie- und Prophylaxeprogramme für Malaria, Tuberkulose und HIV flächendeckend heruntergefahren oder gar eingestellt werden. Cholera, Diphterie und Typhus konnten zurückkehren. Das Positionspapier der Hilfsorganisationen stellt hierzu fest, dass »gut zwei Drittel aller regulären Programme, etwa zur Bekämpfung vernachlässigter (Tropen)-Krankheiten, Immunisierungskampagnen, Schwangerenvorsorge, Langzeitbehandlungen von TB, HIV und chronischen Krankheiten sowie der Zugang zu Kontrazeption, aufgrund des

Pandemie-Geschehens unterbrochen oder erheblich eingeschränkt« werden mussten. »Die Covid-Pandemie drängt uns jetzt noch weiter von unseren Zielen weg«, so Winnie Byanyima, die Direktorin des UN-Programms UNAIDS[55].

Nach Schätzungen von UNAIDS könnten durch die Corona-Maßnahmen in Afrika zusätzliche 148 000 Menschen an AIDS sterben – mehr als viermal so viele, wie während der gesamten Pandemie bislang an Covid-19 verstorben sind. Die Menschen trauen sich nicht mehr in die Krankenhäuser, die nationalen Screening-Programme und Tests wurden ausgesetzt. Man konzentrierte sich voll und ganz auf Corona-Tests. Für die laufenden AIDS-Programme fehlte nun sowohl das Personal als auch das nötige Geld. Außerdem habe durch den Lockdown die sexuelle Gewalt zugenommen, die laut Byanyima »vor allem in Afrika einer der Hauptgründe für neue Infektionen ist«.

Auch die Unterbrechung der Malaria-Programme könnte bis zu 100 000 zusätzliche Todesfälle pro Jahr mit sich bringen, wie die WHO befürchtet[56] – also dreimal so viel wie die Zahl der Covid-19-Opfer. Auch hier wurden durch die Maßnahmen und durch die Konzentration auf Covid-19 laufende Programme unterbrochen. Dazu kam, dass durch die Schließung der Grenzen und die Abriegelung ganzer Provinzen die nötige medizinische Ausrüstung samt Pharmazeutika vielfach nicht mehr die medizinischen Teams erreichte, die vor Ort in den Programmen arbeiteten.

Wie groß der Blutzoll an Menschenleben in Afrika für die gesamten Kollateralschäden der Maßnahmen allein durch die tödlichen Krankheiten sein wird, ist unmöglich seriös zu schätzen. Fest steht nur, dass er in keinem Verhältnis zu den direkten Opfern von Covid-19 steht.

»Warum gibt es keinen Aufschrei? Warum schlagen wir so sehr Alarm bei Covid-19 oder Ebola? Aber es ist anscheinend so normal, dass Tausende von Kindern jedes Jahr an Malaria sterben.«
Matshidiso Moeti, WHO-Regionaldirektorin für Afrika[57]

Und hierbei geht es nicht nur um Todesziffern, sondern um das, was Entwicklungshilfeminister Gerd Müller zu Recht als »verlorene Generation« bezeichnete[58]. Schon vor Corona konnten 263 Millionen Kinder im schulpflichtigen Alter keine Schule besuchen. Durch die Lockdowns in diesem Sommer stieg diese Zahl auf 1,5 Milliarden und betraf 185 Länder weltweit. Gerade in Afrika wurden viele dieser Kinder von ihren Eltern zur Arbeit gezwungen, verheiratet oder vertrieben, um ein Maul weniger füttern zu müssen. Davon sind vor allem die heranwachsenden Mädchen betroffen, die in den teilweise noch traditionell geprägten Gesellschaften Afrikas ohnehin nur dank massiver Anstrengungen vor Corona in den Genuss einer Schulausbildung kommen konnten.

»Viele Mädchen werden früher verheiratet oder fallen sexuellen Übergriffen zum Opfer. Vielerorts dürfen sie nicht mehr zur Schule gehen, wenn sie schwanger sind«, so Anja Osterhaus, Programmleiterin der Organisation Oxfam Deutschland am 11. März 2021 gegenüber der Deutschen Welle[59]. Die Entwicklungshilfeorganisation World Vision International schätzt, dass in Afrika ungefähr eine Million schwangere Mädchen nicht mehr in die Schule zurückkehren werden. Entwicklungshilfeminister Gerd Müller sieht dieses Problem für die gesamte Generation. »Mit jedem Monat wächst die Wahrscheinlichkeit, dass sie nie mehr in die Schulen zurückkehren«, so Müller. In wenigen Monaten wurden die kleinen Erfolge, die durch jahrzehntelange Aufbauarbeit mühevoll erzielt werden konnten, zerstört. Der Rückschlag für den Kontinent ist größer, als es nackte Zahlen beziffern könnten.

Wie konnte es so weit kommen? Hauptschuldiger an dieser Entwicklung ist wohl die WHO, die mit ihrem kontrafaktischen Katastrophenszenario die Länder zu Maßnahmen getrieben hat, die bei nüchterner Sicht der Dinge komplett überzogen waren. Bereits die ersten verlässlichen Studien aus China hätten zum damaligen Zeitpunkt zu einer Entwarnung führen müssen, besagten sie doch klar, dass Covid-19 eine sehr spezifische Krankheit ist, die vor allem für alte Menschen und Menschen mit bestimmten Vorerkrankungen sehr gefährlich, aber für jüngere Menschen in der Regel ungefährlich ist. In Deutschland beträgt nach Angaben des Robert Koch-Instituts das Medianalter der an oder mit Covid-19 Verstorbenen 84 Jahre. In allen anderen Industrieländern sind die Zahlen ähnlich. In Afrika sind aber nur 3 Prozent der Menschen älter als 65 Jahre. Über 80-Jährige sind ein exotisches Randphänomen.

Hinzu kommt, dass alte Menschen in Afrika traditionell aus den Städten zurück in ihre Heimatdörfer ziehen, wo sie dann von ihrer Familie gepflegt werden. Diese ländlichen Gegenden sind jedoch dünn besiedelt, und es besteht ein viel geringeres Risiko, sich anzustecken als in den dicht besiedelten Regionen Europas, in denen zudem die Mobilität wesentlich höher ist. Der Großteil des Lebens findet zudem draußen statt, und Innenräume mit schlechter Lüftung, die einer Infektion über Aerosole zugutekommen, sind in Afrika ohnehin nur sehr selten zu finden und auf den Dörfern nahezu unbekannt. Letztlich spielt natürlich auch das Klima eine Rolle, da das SARS-CoV-2-Virus nach jetzigem Stand der Wissenschaft bei höheren Temperaturen schnell zerfällt.

Die wichtigen Risikofaktoren Übergewicht, kardiovaskuläre Erkrankungen oder Typ-2-Diabetes sind in Afrika ebenfalls nur sehr selten anzutreffen. Covid-19 ist eine Erkrankung, die besonders für überalterte, wohlhabende Gesellschaften mit ihren Zivilisationskrankheiten bedrohlich ist. Ähnliches gilt für das Afrika von heute mit seinem »Youth Bulge«. Ein Land wie Uganda hat ein Medianalter von 15,8 Jahren – in Deutschland sind es 47,1 Jahre.

Das alles war im März 2020 natürlich bekannt. Umso unverständlicher ist da die desaströse Fehlprognose der WHO. Mittlerweile haben die meisten afrikanischen Staaten ihre Lockdowns schon lange wieder gelockert, aber die Langzeitfolgen machen sich erst jetzt richtig bemerkbar. 2020 wird seit 25 Jahren das erste Jahr sein, in dem die Volkwirtschaften des Kontinents schrumpfen.

Erste Prognosen der Weltbank[60] gehen davon aus, dass die Wirtschaft in Sub-Sahara-Afrika im Jahr 2020 um 2 Prozent geschrumpft ist. Verglichen mit den Zahlen aus dem Rest der Welt klingt dies keinesfalls dramatisch. Doch dieser Eindruck täuscht. Afrika gehörte in den letzten beiden Jahrzehnten zu den Regionen mit dem größten

Wirtschaftswachstum. Zwischen 2010 und 2018 stieg das Bruttoinlandprodukt der afrikanischen Staaten im Schnitt um 4,7 Prozent. Dennoch kam es zu keinem Aufholprozess auf breiter Ebene.

Das liegt zum einen am Bevölkerungswachstum. Ein Land wie Uganda konnte im letzten Jahrzehnt ein durchschnittliches Wirtschaftswachstum von 3,5 Prozent erzielen. Das durchschnittliche Bevölkerungswachstum des Landes betrug jedoch ebenfalls 3,5 Prozent. Unter dem Schnitt blieb also nur ein Nullwachstum übrig. Um langfristig zum Norden aufzuschließen, benötigt das Land Wachstumsraten von rund 7 Prozent pro Jahr. Diese Zahl konnte Uganda 2019[61] sogar mit 6,8 Prozent beinahe erzielen. Durch die Corona-Maßnahmen sank dieser Wert jedoch 2020 auf nur 2,9 Prozent, was gemessen an der Bevölkerungsentwicklung einem absoluten Minuswachstum entspricht und mehr als 4 Prozent von dem Ziel entfernt ist, um langfristig aufzuschließen. Wie sich die afrikanischen Volkswirtschaften mittel- bis langfristig von dem Maßnahmen-Schock erholen, ist zurzeit noch vollkommen offen. Die Vereinten Nationen schätzen[62], dass im schlimmsten Fall jeder zweite Job in Afrika den Spätfolgen der Corona-Maßnahmen zum Opfer fallen könnte. Sollte dieses Szenario eintreten, würde dies Afrika weit zurückwerfen und den Kontinent in ein tiefes Chaos stürzen.

Das Bruttoinlandprodukt ist jedoch gerade für afrikanische Staaten nicht sonderlich geeignet, um die Wirtschaftsentwicklung in der Breite zu beschreiben. So entziehen sich die Subsistenzwirtschaft und große Teile der informellen Wirtschaft (s. o.) weitestgehend der offiziellen Wirtschaftsstatistik. Die ist wiederum vor allem durch den großen Rohstoffsektor bestimmt, der seine Produkte auf dem Weltmarkt anbietet. Hier sind jedoch die Einnahmen extrem ungleich verteilt. So partizipieren nur wenige Menschen vor Ort von den angolanischen Öl- oder den kongolesischen Kupferexporten, und auch die Einnahmen aus den »Cash Crops«, also Agrarprodukte, die für den Weltmarkt bestimmt sind und meist in riesigen Monokulturen angebaut werden, landen zu einem großen Teil bei den lokalen Eliten und den Investoren aus dem Norden. Diese Strukturen wurden durch die Corona-Maßnahmen nur zeitweise tangiert, und die schlechten Zahlen sind eher eine Folge der im Zuge der Krise gesunkenen Rohstoffpreise. Die Folgen für die informelle und die Subsistenzwirtschaft sind indes – glaubt man den Hilfsorganisationen vor Ort[63] – einschneidend, nur dass sie sich nicht in die bei uns Journalisten und Ökonomen so beliebten Zahlen fassen lassen.

So muss es bei Schätzungen bleiben. Eine solche Schätzung[64] haben Forscher des Londoner King's College und der Australian National University für die United Nations University erstellt; einem Think Tank der Vereinten Nationen, dessen Aufgabe es ist, Zukunftsfragen der Menschheit in allen Lebensbereichen auf konzentrierter wissenschaftlicher Basis zu erarbeiten. Die Forscher gehen davon aus, dass die ökonomischen Folgen der Corona-Maßnahmen den Kampf gegen die Armut weltweit um mehr als zehn Jahre zurückwerfen werden. Für einige Regionen Afrikas wird die Entwicklung, so die Studie, sogar um 30 Jahre zurückgeworfen. Wenn die Haushaltseinkommen dort, wie prognostiziert, um 20 Prozent zurückgehen, wird dies dazu führen, dass eine halbe Milliarde Menschen weltweit unter die absolute Armutsgrenze von 1,90 US-Dollar (1,59 Euro) pro Tag rutschen[65].

Damit würde der jahrzehntelange Prozess der Armutsbekämpfung in sein Gegenteil umgekehrt. Seit 1994 ging der Anteil der Bewohner Sub-Sahara-Afrikas, der unterhalb der absoluten Armutsgrenze lebt, von rund 60 Prozent kontinuierlich auf rund 40 Prozent zurück. Wenn das prognostizierte Szenario eintritt, würde der Anteil in nur einem Jahr wieder auf genau den Wert von 1994 steigen. 26 Jahre internationaler Anstrengungen, angefangen bei den Milleniums-Entwicklungszielen der Vereinten Nationen über die ihnen nachfolgenden Ziele für nachhaltige Entwicklung bis hin zu unzähligen Initiativen von Entwicklungshilfeorganisationen, Staaten, Staatenverbänden zur Bekämpfung der globalen Armut wären mit einem Schlag null und nichtig gemacht. Und es trifft nicht nur Afrika. Auch der Mittlere Osten und Südasien gehören zu den großen Verlierern mit deutlichen Zuwächsen bei der absoluten Armut.

»Diese Studie zeigt, dass das Erreichen der Agenda 2030 und insbesondere das Entwicklungsziel ›Keine Armut und kein Hunger‹ erheblich gefährdet ist. Das Gebot der Stunde ist es, Entwicklungsorganisationen, nationale Regierungen, die Zivilgesellschaft und den Privatsektor in einer globalen Anstrengung zusammenzubringen, um die Lebensgrundlagen und das Leben der Ärmsten der Armen im Globalen Süden zu schützen.«

Kunal Sen, Direktor der United Nations University[66]

Auf Grundlage dieser Studie und ihrer dramatischen Ergebnisse formulierte die Entwicklungshilfeorganisation Oxfam einen Maßnahmenplan[67], den sie den Finanzministern der G-20-Staaten, dem IWF und der Weltbank vorlegte. Während die reichen Staaten des globalen Nordens billionenschwere Rettungsprogramme aufgelegt hätten, um gegen die volkswirtschaftlichen Schäden der Maßnahmen anzukämpfen, stünden den ärmeren Ländern die nötigen finanziellen Mittel nicht zur Verfügung.

»Die Regierungen müssen die Lehren aus der Finanzkrise von 2008 ziehen, als die Rettungsaktionen für Banken und Unternehmen von den einfachen Menschen bezahlt wurden, während Arbeitsplätze verloren gingen, Löhne stagnierten und wichtige Dienstleistungen wie das Gesundheitswesen bis auf die Knochen zusammengekürzt wurden. Konjunkturpakete müssen einfache Arbeiter und kleine Unternehmen unterstützen, und Rettungsaktionen für große Unternehmen müssen an Maßnahmen zum Aufbau einer gerechteren, nachhaltigeren Wirtschaft geknüpft sein«, so José María Vera[68], der Exekutivdirektor von Oxfam bei der Präsentation des Maßnahmenplans.

Das geforderte »Notfall-Rettungspaket« sollte es den armen Ländern ermöglichen, denjenigen, die ihr Einkommen verloren haben, Geldzuschüsse zu gewähren und gefährdete Kleinunternehmen zu retten. Um den dafür benötigten finanziellen Spielraum zu schaffen, sollten den Entwicklungsländern Schulden im Wert von 1 000 Milliarden US-Dollar erlassen werden. Dadurch hätte beispielsweise der Staat Ghana jedem seiner 16 Millionen Kinder, Menschen mit Behinderung und älteren Menschen sechs Monate lang einen Zuschuss von 20 US-Dollar pro Monat finanzieren können. Diese Zuschüsse sind natürlich nicht als selbstloses Geschenk zu sehen, sondern wären eins zu eins als Konsum für nötige Dinge wie Lebensmittel in die lokale Wirtschaft geflossen und hätten dadurch die Krise abgefedert.

Des Weiteren sah das geforderte Rettungspaket die Schaffung von Sonderziehungsrechten in Höhe von weiteren 1 000 Milliarden US-Dollar beim Internationalen Währungsfonds vor, die Entwicklungsländern für bestimmte Investitionen zur Verfügung gestellt werden sollten. Dies hätte beispielsweise der äthiopischen Regierung Zugang zu Krediten in Höhe von zusätzlichen 630 Millionen US-Dollar verschafft – genug, um ihre Gesundheitsausgaben um 45 Prozent zu erhöhen.

Diese beiden Punkte wären für die »Geberländer« streng genommen sogar kostenneutral – ein paar Luftbuchungen in Bilanzen, die ohnehin keine wirkliche Relevanz haben, und schon wären die Gelder freigesetzt, mit denen die armen Länder die Folgen der Maßnahmen hätten abfedern können.

Zusätzlich forderte Oxfam noch Sofortmittel in Höhe 500 Milliarden US-Dollar, die als Auslandshilfe fließen sollten. Damit seien die 2,5 Billionen US-Dollar mobilisiert, die nach Schätzungen der Vereinten Nationen nötig seien, um die Entwicklungsländer durch die Pandemie zu bringen.

Ein ambitionierter und progressiver Plan; zu ambitioniert und zu progressiv, um von den angesprochenen Organisationen von G 20 über den IWF bis zur Weltbank überhaupt ernsthaft geprüft zu werden. Am Ende nahmen die reichen Staaten des Nordens Billionen US-Dollar in die Hand – aber nur um die eigenen Volkswirtschaften vor den Folgen der Maßnahmen zu retten. Für den globalen Süden blieben abermals nur die Brotkrumen vom Tisch der Herren übrig.

Die viel beschworene Weltgemeinschaft hat auch in diesem Punkt einmal mehr auf ganzer Ebene versagt und dazu beigetragen, dass die Unterschiede zwischen Arm und Reich noch größer werden und dass ganze Kontinente noch weiter abgehängt werden. Für das in

Sachen Corona besonders zur Hysterie neigende Europa war es viel wichtiger, dass auch Afrika in den Genuss unserer experimentellen Impfstoffe kommt. Doch sogar auf diesem Gebiet blieb man hinter den eigenen Sonntagsreden zurück. Nachdem überraschenderweise ausgerechnet die USA sich offen dafür zeigten, die Patente für Corona-Impfstoffe vorübergehend aufzuheben, um es den Entwicklungsländern zu ermöglichen, selbst Impfstoffe zu produzieren, war es die EU – und hier allen voran Deutschland –, die zum Schutz der Pharmakonzerne und zum Schaden der ärmeren Länder dieses Ansinnen de facto beerdigt haben. Bundeskanzlerin Angela Merkel soll sich übrigens laut eines Berichts des *Spiegel*[69] vor ihrer Positionierung zur Patenfreigabe erst einmal telefonisch mit dem Biontech-Gründer und Multimilliardär Uğur Şahin telefonisch beraten haben. Am Ende gewinnt immer die Lobby. So auch in diesem Fall. Und Afrika guckt in die Röhre.

Ob ein Covid-19-Impfprogamm in Afrika überhaupt sinnvoll ist, steht jedoch auf einem ganz anderen Blatt. Antikörperstudien in zahlreichen afrikanischen Staaten haben bereits Mitte 2020 gezeigt[70], dass dort – je nach Staat und Studie – zwischen 10 Prozent und 43 Prozent der Bevölkerung bereits eine Infektion durchgemacht hatten. Sämtliche Studien gehen dabei von einer im Vergleich zu Europa ungemein niedrigen Mortalitätsrate aus. So legen einige Studien nahe, dass sich beispielsweise in Mosambik mit seinen fast 30 Millionen Einwohnern schon im Juni 2020 bis zu 10 Prozent der Bevölkerung mit Covid-19 infiziert hatten (in Deutschland sind es offiziell bis heute nur rund 5 Prozent) – zum Zeitpunkt der Drucklegung dieses Buches meldet Mosambik 826 Todesfälle. Sicherlich sind auch diese Zahlen mit einem Fragezeichen zu versehen, und es ist von einer Dunkelziffer auszugehen. Echte Häufungen von Covid-19-Erkrankungen mit schweren Verlaufsformen hat es jedoch in ganz Afrika nicht gegeben.

Das viele Geld, dass ein Impfprogramm für den ganzen Kontinent verschlingen würde, wäre gerade in Afrika woanders besser investiert. Aber denken wir doch mal ein wenig weiter und werden ein wenig sarkastisch: Wo wollen die westlichen Regierungen mit den

Milliarden bereits bezahlten Impfdosen hin? Am 9. April 2021 berichtete das Redaktionsnetzwerk Deutschland[71], dass die EU-Kommission 1,8 Milliarden weitere Impfdosen bestellen will; zusätzlich zu den bereits von EU und den Nationalstaaten georderten Mengen, die ihrerseits bereits ausreichen, um die komplette Bevölkerung viermal zu impfen. Da macht es sich doch gut, der »Entsorgung« auch noch ein humanitäres Mäntelchen zu geben. Ob man Afrika damit hilft, ist nicht von Belang. Aber das war ja schon immer so.

Der große Ungleichmacher

Die Pest galt im Mittelalter als der große Gleichmacher. Vor der Erkrankung sind wir alle gleich, so die landläufige Meinung der frommen Zeitgenossen. Ob das stimmt, darf man bezweifeln. Wahrscheinlicher ist, dass auch schon damals die Ärmsten der Gesellschaft häufiger Kontakt zu den über ihre Flöhe die Pest übertragenden Ratten hatten. Es ist auch anzunehmen, dass die Burgherren, Priester und Kaufleute des Mittelalters über einen besseren gesundheitlichen Allgemeinzustand als die Fronknechte, Bergleute oder Bettler verfügten und daher sicher auch größere Chancen hatten, eine Infektion mit Yersinia pestis zu überleben. Fraglich ist, ob die damals ergriffenen Maßnahmen, die Pandemie einzudämmen, die vom Abriegeln der Städte bis zum Verbrennen religiöser und ethnischer Minderheiten reichten, die Reichen in gleicher Form getroffen haben wie die Armen. Wahrscheinlich ist die Geschichte vom großen Gleichmacher auch nur ein Mythos, der sich bei näherer Betrachtung in Luft auflöst.

Zumindest in einem Punkt hat die Pest des Mittelalters sehr viel gemein mit der Corona-Pandemie im Deutschland der Gegenwart. Will man die Pandemie nach sozialen oder ökonomischen Kriterien untersuchen, steht man vor dem Problem, dass es keine wirklich verlässlichen Quellen gibt. Bei der Pest ist das wenig überraschend. Im Heiligen Römischen Reich deutscher Nation gab es nun mal weder ein Statistisches Reichsamt noch ein Theophrastus Bombast von Hohenheim Institut, dessen Aufgabe die gründliche Datensammlung zu kursierenden Krankheiten gewesen wäre. Das sieht im Deutschland der Gegenwart bekanntlich ganz anders aus. Doch getreu den

Brecht'schen Zeilen »Und man siehet die im Lichte, die im Dunkeln sieht man nicht« zeigten die staatlich alimentierten Datensammler nur wenig Interesse, während der »größten Herausforderung seit dem Zweiten Weltkrieg« – so konnte man Angela Merkel verstehen – einen näheren Blick auf die soziale Perspektive der Pandemie zu richten. Ein Unterlassen, das Menschenleben gekostet hat. Und auch bei der Auswirkung der Maßmahnen auf die Armut in Deutschland gibt sich die Bundesregierung ahnungslos. Eine kleine Anfrage dreier AfD-Abgeordneter[1] zu einer »möglichen neuen Armut in Deutschland durch die Corona-Krise« beantwortete die Bundesregierung sinngemäß nach dem Motto der drei Affen – wir sehen nichts, wir hören nichts, wir sagen nichts. Daten lägen zurzeit noch nicht vor und »Armut [sei] ein gesellschaftliches Phänomen mit vielen Facetten«. Ach was, damit hätte nun niemand rechnen können.

Infektionsrisiko Nummer eins: Armut

Dabei hätte man zumindest das mehrmonatige Wellental zwischen der ersten und der zweiten Welle nutzen können, um die offenbar nicht vorhandenen Kapazitäten auszubauen. Es ist schon verrückt. Man riegelt zwar das halbe Land ab und verhängt einen Lockdown, der die Volkswirtschaft nach Schätzungen des Instituts für Arbeitsmarkt- und Berufsforschung (IAB)[2] rund 3,5 Milliarden Euro kostet; hat aber gleichzeitig kein gesteigertes Interesse daran, herauszufinden, wer sich denn überhaupt wie infiziert, wer warum schwer erkrankt oder gar verstirbt und was man nach Erlangen dieser Kenntnisse gezielt unternehmen könnte, um die Pandemie zu entschärfen, ohne dabei maximale Kollateralschäden in Kauf zu nehmen.

In anderen Ländern war man zumindest im analytischen Teil schon früh gut aufgestellt, und erste Studien zum Einfluss sozialer Komponenten auf die Pandemie lagen dort schon früh vor. Am 8. Juli 2020 veröffentlichte eine britische Wissenschaftlergruppe von der London School of Hygiene and Tropical Medicine und der Universität Oxford in der Fachzeitschrift *Nature* eine Studie[3] zu den

Faktoren, die mit einem Tod durch Covid-19 in Zusammenhang stehen. Dafür konnten die Forscher auf eine Datenbank namens Open-SAFELY zugreifen, die von den britischen Behörden zu Beginn der Corona-Pandemie aufgesetzt wurde und die über eine Schnittstelle Zugriff auf nahezu sämtliche relevante Daten des britischen Gesundheitssystems hat. Wir reden hier von 20 Milliarden Datensätzen zu 24 Millionen Patienten[4] – ein Datenschatz, von dem Analysten nur träumen können.

Die Auswertung dieser Daten hat bereits im Frühsommer 2020 ergeben, dass neben den bekannten Risikofaktoren wie Alter, Geschlecht, Vorerkrankungen und Übergewicht vor allem die Armut und ein niedriger sozialer Status sowie, damit verbunden, die Hautfarbe relevante Risikofaktoren sind. Wer der niedrigsten Einkommensgruppe angehörte, hatte laut dieser Auswertung ein doppelt so hohes Risiko, an Covid-19 zu versterben – höher übrigens als Patienten mit chronischen Herz-Kreislauf-Erkrankungen oder chronischen Atemwegserkrankungen.

Ein kleiner, aber interessanter Fakt am Rande: Einer der ganz wenigen Faktoren, der laut OpenSAFELY-Datenbank das Risiko, an Covid-19 zu versterben, senkt, ist das Rauchen. Aktive – nicht aber ehemalige – Raucher haben statistisch ein um 15 Prozent vermindertes Risiko. Dieser Wert ist auch heute, wo die Datenbank auf mehr als vier Millionen Infektionen angewachsen ist, noch aktuell. Das ist erstaunlich, wird in Verlautbarungen des RKI und den Berichten deutscher Medien »Rauchen« doch stets in diesem Kontext als Risikofaktor genannt. Rauchen ist unabhängig von Covid-19 zwar nach wie vor die Todesursache Nummer eins, aber im Zusammenhang mit Covid-19 scheint es sogar einen schützenden Effekt zu haben. Aber zurück zum Thema.

Die damals neuen Erkenntnisse der Briten zum Risikofaktor Armut fanden auch in Deutschland Gehör. So berichtete der *Spiegel* bereits einen Tag nach der Veröffentlichung der Studie über deren Ergebnisse[5] und ließ mit Tom Wingfield von der Liverpool School of Tropical Medicine sogar einen Experten zu Wort kommen, dessen Aussagen sich wohltuend von denen deutscher Experten aus dieser Zeit unterschieden: »Die wichtige Botschaft dieser Studie ist, dass die Gesundheit der Menschen in diesem Land weiter stark von sozialen Faktoren beeinflusst wird wie Armut, Ethnizität und Ungerechtigkeit – und dass Covid-19 keine Ausnahme darstellt«, so Wingfield gegenüber dem *Spiegel*. Man müsse nun gemeinsam daran arbeiten, die Ursachen zu beseitigen, und unter anderem einen besseren Zugang zu Gesundheits- und Sozialleistungen, den Abbau von Ungleichheiten, den Ausbau von Kranken- und Berufsunfähigkeitsversicherungen und den Kampf gegen Arbeitslosigkeit angehen. Geschehen ist nichts davon – weder in Großbritannien noch in Deutschland.

Hier muss man jedoch auch einen kleinen Unterschied zwischen Großbritannien und Deutschland hervorheben. Während der ersten Welle war Covid-19 in Deutschland zumindest zu Beginn tatsächlich eine Krankheit, die nicht mehrheitlich die Armen traf. Das hatte seine Gründe. Die ersten Fälle wurden von Touristen importiert – berühmt geworden ist in diesem Kontext das österreichische Ski-Mekka Ischgl. Aber auch Touristen aus Norditalien kamen häufig infiziert zurück ins Land, und auch Geschäftsreisende brachten häufig das Virus mit von ihrem Business-Trip. Naturgemäß verbreitete sich das Virus daher in der ersten Phase unter den sozialen Kontakten derer, die das Virus ins Land brachten. Und das waren nun einmal nicht Hartz-IV-Empfänger oder Niedriglöhner, sondern mehrheitlich Angehörige der Mittel- und Oberschicht, deren soziale Kontakte zu großem Teil derselben sozialen Schicht angehören. Dies war in Großbritannien anders. Auch dort wurde das Virus zwar von Angehörigen der Mittel- und Oberschicht ins Land gebracht. Anders als in Deutschland verbreitete es sich jedoch aus Gründen, die bis heute unklar sind, viel schneller, und die Infektionsketten konnten sich daher vergleichsweise schnell auf eine breite Basis der Bevölkerung ausweiten und eine Eigendynamik entwickeln. Dies geschah in Deutschland erst im Sommer und vor allem im Herbst mit der beginnenden zweiten Welle.

Dass Deutschland aus den Erkenntnissen der Briten hätte lernen können, hätte lernen müssten, zeigt eine interessante Koinzidenz.

So ziemlich zur gleichen Zeit, zu der die britische OpenSAFELY-Studie publiziert wurden, kam es mitten im damals sehr überschaubaren Infektionsgeschehen in Deutschland zu drei »Massenausbrüchen«, die sehr anschaulich die britischen Erkenntnisse bestätigten.

Wen treffen die Maßnahmen? Wen nicht? Und warum schaut man lieber hier hin und dort weg?

Den Anfang der frühsommerlichen »Massenausbrüche« machte Anfang Mai 2020 ein Zerlegebetrieb des Fleischkonzerns Westfleisch im nordrhein-westfälischen Coesfeld. Dort stieß man bei Routinekontrollen auf einen infizierten Arbeiter. Die daraufhin angeordneten Tests der gesamten Belegschaft ergaben schließlich 151 positive Ergebnisse[6]. Das Werk wurde von den Behörden geschlossen. Offenbar sind jedoch einige der 1 200 meist aus Südosteuropa stammenden Werksarbeiter des Schlachthofs durch das Kontrollnetz des Gesundheitsamts geschlüpft und konnten so kurze Zeit später offenbar bei einem Gottesdienst[7] zwei Kollegen anstecken, die als Werksarbeiter im nicht weit entfernten Rheda-Wiedenbrück in einem Großschlachthof der Unternehmensgruppe Tönnies tätig waren.

Dort nahm man es mit dem Arbeitsschutz nicht so genau. Obgleich bereits seit März gesetzliche Regelungen zum Schutz vor Corona am Arbeitsplatz galten, wurden diese Regeln bei Tönnies schlicht nicht umgesetzt. Und das hat lange auch niemanden so richtig interessiert. Schließlich ging es »nur« um Rumänen und Bulgaren, so muss man wohl zynisch anmerken. Im Mai gab es dann doch eine Kontrolle der zuständigen Bezirksregierung Detmold. Im Ergebnis wurden »erhebliche Mängel« festgestellt[8]. So heißt es im Bericht: »Im gesamten Bereich der Schlachtung tragen die Mitarbeiter keine Mund-Nasen-Bedeckung.« In der Kantine wurden »keine Maßnahmen getroffen, um die Anzahl der Sitzplätze zu reduzieren«, zudem sei keine Zwischenreinigung oder Desinfektion erfolgt. In allen kontrollierten Toilettenräumen fehlten laut Bericht Desinfektionsmittelspender. »Die Toiletten waren zum Teil erheblich verunreinigt«, stellten die Kontrolleure fest. Oder, um es kurz zu machen: optimale Bedingungen für ein Super-Spreading-Ereignis.

Und genauso kam es dann auch. Obgleich der Tönnies-Konzern laut ARD-Informationen von der Infektion seiner beiden Mitarbeiter gewusst haben soll[9], ließ man sie noch zwei weitere Tage im Betrieb arbeiten. Wenige Tage später waren 2 117 Angestellte des Betriebs infiziert. Wie eine am 23. Juli 2020 veröffentlichte Studie[10] feststellte, steckten sich 90 Prozent der Infizierten dabei am Arbeitsplatz und weitere 9 Prozent in den oft engen und heruntergekommenen Wohnquartieren an, in die die für Tönnies tätigen Subunternehmen ihre Arbeitssklaven pferchen.

Die Aufregung war groß, der damals noch für die Verhängung von Maßnahmen relevante R-Wert wurde durch den Ausbruch bei Tönnies auf 2,88 katapultiert, und tagelang hatten die Zeitungen und die Talkshows kein anderes Thema mehr. Der R-Wert beschreibt die relative Entwicklung der Infektionen und nicht die absolute Entwicklung. Steigen gemeldete Infektionen beispielsweise innerhalb einer Woche von 5 pro Tag auf 10 pro Tag, so ist der Wert höher, als wenn die Infektionen von 5 000 pro Tag innerhalb einer Woche auf 9 000 pro Tag steigen. Kleine Randnotiz: Im Frühsommer 2021 wären 2 117 Infektionen an einem einzigen Tag schon eine Erfolgsmeldung. Aber ein Jahr zuvor sah die Lage noch anders aus, und der Fall Tönnies eignete sich besonders gut, um den Alarm hochzuhalten. Dass der R-Wert schon wenige Tage später vom positiven Rekordwert 2,88 auf den negativen Rekordwert 0,59 fiel, interessierte da schon weniger. Da der Wert ohnehin lediglich relative Änderungen ohne feste Bezugsgröße abbildet, ist sowohl der Positiv- als auch der Negativrekord vor beziehungsweise nach der Infektion bei Tönnies übrigens keine große Überraschung.

Vollkommen in Vergessenheit gerieten bei der gesamten Debatte die infizierten Arbeiter. Können Sie aus dem Stegreif heraus sagen, was mit ihnen passiert ist? Monate später berichtete die *FAZ*[11] darüber. Von den 2 117 Infizierten mussten 43 im Krankenhaus behandelt werden, zwei der im Fall Tönnies Erkrankten bekamen im Verlauf der Erkrankung eine Lungenentzündung, sechs entwickelten ein akutes schweres Atemnotsyndrom. Todesfälle gab es im Zusammenhang mit dem Fall Tönnies nicht. Im gesamten Kreis Gütersloh mit seinen 364 938 Einwohnern, der im Sommer 2020 als »Epizentrum der Seuche« galt und dessen Bewohner zeitweise in Bayern, Mecklenburg-Vorpommern und Schleswig-Holstein kein Hotelzimmer nehmen durften[12], starben bis zum Beginn der zweiten Welle im Herbst übrigens gerade einmal 20 Menschen an oder mit Corona[13] – fast ausschließlich Hochbetagte in Altenheimen, die nie Kontakt zu einem der Werksarbeiter bei Tönnies hatten.

Die galten seit Beginn des Ausbruchs auch nicht mehr als Menschen, sondern als Gefährder, die unabhängig davon, ob sie ein positives oder negatives Testergebnis hatten, unter Generalverdacht gestellt wurden. Bereits wenige Tage nach den ersten positiven Testergebnissen verhängte der Kreis Gütersloh eine Allgemeinverfügung, mit der er sämtliche Mitarbeiter von Tönnies für zwei Wochen unter Quarantäne stellte – egal ob sie positiv, negativ oder überhaupt nicht getestet wurden. Nach Ablauf dieser zwei Wochen wurde die Quarantäne noch einmal per Allgemeinverfügung um weitere zwei Wochen verlängert.

In Verl riegelten die Behörden im Zusammenhang mit dem Corona-Ausbruch in der Tönnies-Fleischfabrik im nahe gelegenen Rheda-Wiedenbrück gleich einen ganzen Stadtteil, in dem einige Tönnies-Mitarbeiter lebten, mit einem Bauzaun ab[14]. Niemand kam mehr raus – egal, ob er/sie überhaupt bei Tönnies arbeitet und positiv oder negativ auf das Virus getestet wurde. Man setzte die Bundeswehr zur Kontrolle der rund 670 Anwohner der eingerichteten »Quarantänezone« ein[15], das Rote Kreuz versorgte die Anwohner durch den Zaun mit Lunchpaketen.

Ministerpräsident Armin Laschet begründete das Vorgehen damals damit[16], dass man erreichen wolle, dass das Virus »nicht überspringt auf die Bevölkerung«. Schon klar, alle Bewohner der »Quarantänezone«, egal ob sie überhaupt bei Tönnies arbeiten, sind nach Ansicht von Herrn Laschet offenbar »nur« Bulgaren und Rumänen, die für einen Hungerlohn in Tönnies' Fleischfabrik schuften und unter prekären Verhältnissen hausen – »Wegwerfmenschen«, wie es Pfarrer Peter Kossen so schrecklich treffend ausdrückte[17], und »Wegwerfmenschen« gehören für Armin Laschet offenbar nicht zur Bevölkerung. Ihre Aufgabe ist es nicht, Grundrechte zu genießen, sondern dafür zu sorgen, dass wir unser Nackensteak für einen Euro grillen können. Und daher darf man sie offenbar auf den bloßen Verdacht einer Infektion hin für erst einmal zwei Wochen wegsperren. Hauptsache, »die Bevölkerung« bleibt gesund.

Später deckten Recherchen des ARD-Magazins Monitor sogar noch auf[18], dass Tausenden Tönnies-Mitarbeitern nach vierwöchiger Quarantäne vom Landkreis Gütersloh eine weitere zweiwöchige Quarantäne verordnet wurde – und dies sogar mit Bezug auf angeblich positiver Corona-Tests, die es jedoch nie gegeben hatte. Auch ansonsten enthielten die amtlichen Schreiben laut Monitor-Recherchen reihenweise Falschinformationen. So wurde behauptet, die betroffenen Tönnies-Mitarbeiter, fast ausschließlich Rumänen, die kein Deutsch sprechen, hätten den Mitarbeitern des Gesundheitsamts telefonisch ihr Einverständnis zur erneuten Quarantäne gegeben und litten unter einschlägigen Covid-19-Symptomen. Die angeschriebenen Mitarbeiter bestritten dies gegenüber Monitor vehement. Man hätte sie nie zuvor kontaktiert und sie seien gesundheitlich putzmunter.

Für Sebastian Kluckert, Rechtswissenschaftler und Professor für Öffentliches Recht an der Universität Wuppertal, stellt dieses Vorgehen ein möglicherweise strafrechtlich relevantes Verhalten des Kreises dar[19]. »Wenn so etwas vorsätzlich geschieht, also zumindest billigend in Kauf genommen wird, dass Betroffenen die Freiheit entzogen wird, obwohl die Voraussetzungen des Infektionsschutzgesetzes gar nicht vorlagen, liegt eine Freiheitsberaubung im Sinne des Strafgesetzbuches vor«, so Kluckert gegenüber Monitor[20]. Den Mitarbeitern stünde daher die Möglichkeit offen, den Kreis wegen Freiheitsberaubung anzuzeigen.

Man stelle sich nur einmal vor, es wäre nicht in einem Schlachthaus, sondern in einer Bank zu einem Massenausbruch gekommen. Würde es sich nicht um bulgarische und rumänische »Wegwerfmenschen«, sondern um deutsche Angehörige des Mittelstands handeln, hätten die Behörden dann anders reagiert? Hätten sie ein »besseres« Wohnviertel im Speckgürtel von Frankfurt am Main mit einem Bauzaun abgeriegelt und die dort lebenden Banker und Anwälte von der Bundeswehr durch den Zaun »füttern« lassen? Hätten sie diesen »Leistungsträgern« mit falschen amtlichen Schreiben und ohne Tests für ganze sechs Wochen die Freiheit entzogen? Na klar, das sind rhetorische Fragen. Selbstverständlich würde so etwas niemals geschehen.

Jeder Mensch ist gleich, doch manche sind eben doch ungleicher

Wenige Tage nach dem Massenausbruch bei Tönnies geriet Göttingen in die Schlagzeilen. In dem verschlafenen Universitätsstädtchen kam es in gleich zwei Plattenbauten zu Corona-Ausbrüchen, und die Stadt Göttingen ging dabei ähnlich rigoros wie der Landkreis Gütersloh vor. In Göttingen hatte ein positives Testergebnis bei zwei Frauen dazu geführt, dass erst der ganze Wohnkomplex, in dem sie gemeldet sind, getestet und dann mit Unterstützung von gepanzerten Polizeieinheiten mit Sicherheitszäunen abgeriegelt wurde[21]. Für die mindestens 700 Bewohner des Komplexes wurde eine Zwangsquarantäne angeordnet – und dies, obwohl 83 Prozent der getesteten Bewohner ein negatives Testergebnis hatten.

Bei dem Wohnkomplex Groner Landstraße handelte es sich wie bei dem zuvor durch einen Corona-Ausbruch in die Schlagzeilen geratenen Göttinger Iduna-Zentrum um eine heruntergekommene Mietskaserne mit prekären hygienischen Verhältnissen, die ausschließlich Ein- und Zweizimmer-Appartements mit 17 beziehungsweise 39 Quadratmeter Wohnfläche bietet, die jedoch oft von größeren Familien samt Kindern bewohnt werden. 200 Kinder und Jugendliche wohnen in diesem Komplex. Man versetze sich einmal in die Rolle einer alleinerziehenden Mutter, die eingesperrt auf engstem Raum mit ihren Kindern in einem Wohnkomplex mit Junkies und Alkoholkranken auf Zwangsentzug leben muss. Wer einen Job hat, musste den Verdienstausfall verkraften – für viele der ohnehin armen Menschen, die in diesem Haus leben, war dies eine einzige Katastrophe.

Auch aus epidemiologischer Sicht ist eine Zwangsquarantäne in einem extrem dicht besiedelten Wohnblock mit schmalen Treppenhäusern und Fahrstühlen, die so was wie »Abstandsgebote« nicht sinnvoll zulassen, eine mehr als fragwürdige Entscheidung. Offenbar nahm man lieber billigend in Kauf, dass die armen Menschen in dem Plattenbau »durchseucht« werden, als dass ein Restrisiko für »die Bevölkerung« entsteht.

Es kam, wie es wohl kommen musste. Wenige Tage nach Abriegelung des Wohnkomplexes platzte rund 200 Bewohnern der Kragen, und sie versuchten, sich den Weg über die Schutzzäune mit Gewalt zu erkämpfen. Die Polizei reagierte mit äußerster Härte. Ganze drei Hundertschaften verteidigten die Absperrung mit Knüppeln und Tränengas – auch gegen Kinder. Gegen die aufmüpfigen Bewohner wurde daraufhin wegen schweren Landfriedenbruchs ermittelt[22]. Aufgrund der Absperrungen kam es nach Aussagen der »Basisdemokratischen Linken« sogar zu einem Todesfall[23] – die Angehörige eines (jedoch nicht an Covid-19) schwer Erkrankten schaffte es demnach nicht, durch die Absperrungen hindurch Zugang zu der nötigen medizinischen Hilfe zu erlangen.

Einen Erfolg hatte die Randale jedoch. Nach den Ausschreitungen sah die Stadt sich gezwungen, die Quarantäne zu lockern. Anwohner, die zweimal in Folge negativ getestet wurden, durften das Areal unter Auflagen später zeitweise verlassen. Der Rest wurde von der Stadt mit einem warmen Essen pro Tag und Lunchpaketen versorgt. Ausweichquartiere für Familien mit Kindern wurden jedoch nicht zur Verfügung gestellt. Mitgegangen, mitgefangen, mitgehangen. Es handelt sich schließlich lediglich um Menschen, die ohnehin am Rand der Gesellschaft stehen und die eine Gefahr für die »normale« Bevölkerung darstellen.

In einem »normalen« oder gar »besseren« Stadtviertel wäre so etwas nie passiert. Jeder Mensch ist gleich, doch manche sind eben doch ungleicher. Und dies trifft in unserer Gesellschaft hauptsächlich auf diejenigen zu, die am unteren Ende der Wohlstandsskala zu finden sind. Das ist nicht neu. Corona macht die tiefen Risse in unserer Gesellschaft allenfalls besser sichtbar.

Dabei war die katastrophale Situation in den Göttinger Plattenbauten seit Jahrzehnten bekannt, und die Politik hat so gut wie nichts getan, um hier Abhilfe zu schaffen. Die Politik stellte sich im Fall Göttingen sogar noch als Opfer der »profitorientierten Besitzer« des Wohnkomplexes dar, die es unterlassen hätten, die Missstände zu beseitigen. Da fragt man sich unweigerlich, wer eigentlich die Gesetze macht. Ghettos fallen schließlich nicht vom Himmel. Aber solange es nur die da unten und nicht »die Bevölkerung« betrifft, scheint dies wohl niemanden wirklich zu interessieren.

Politische Korrektheit tötet

Diese Beispiele von frühen Massenausbrüchen weisen bereits auf ein zweites Phänomen hin, das viel zu lange ausgeblendet wurde. Waren es bei Tönnies in Gütersloh hauptsächlich bulgarische und rumänische Arbeitsmigranten, so ist auch in den beiden in die Schlagzeilen geratenen Göttinger Wohnkomplexen der Migrantenanteil sehr hoch. Daher war auch schon früh klar, dass bei den Risikofaktoren, an Corona zu erkranken oder gar an oder mit Corona zu versterben, nicht nur die soziale, sondern damit verbunden auch eine ethnische Komponente eine Rolle spielt. Darauf wiesen auch bereits die ersten britischen Auswertungen der OpenSAFELY-Datenbank hin, bei der farbige Briten mehr als doppelt so häufig unter den Todesopfern zu finden waren als weiße Briten. Während man im klassischen Einwanderungsland Großbritannien sehr offen mit diesen Erkenntnissen umgegangen ist, wurden sie in Deutschland zu einer Art offenem Geheimnis.

Der erste, der die ethnische Komponente in Deutschland öffentlich machte, war der Darmstädter Oberarzt Cihan Çelik, der in einem Interview mit der *FAZ* am 1. Mai 2020 zu Protokoll gab[24], dass er auf seiner Station eine »überproportionale Betroffenheit von

Menschen mit Migrationshintergrund« festgestellt habe und dies »auf den ersten Blick immer wieder deutlich zu sehen gewesen« sei. Diese Äußerung war jedoch in der Frühphase von Corona singulär, und erst viel später folgten Mediziner, die Çeliks Schilderungen bestätigten.

Bis dahin spielte sich die Debatte vor allem auf anekdotischer Ebene ab. Subjektive Berichte von Krankenschwestern, Ärzten und Mitarbeitern der Gesundheitsämter schlugen in die gleiche Kerbe, und da es keine offiziellen Daten gab, machten sich eifrige Landräte die Mühe, in Handarbeit und mit Methoden, die jedem Gesundheitsstatistiker die Haare zu Berge stehen lassen, ihre privaten Studien zu erstellen. So hat der Landrat des baden-württembergischen Landkreises Esslingen sich im Herbst 2020 die Vornamen aller in seinem Landkreis infizierten Personen vorgenommen und anhand der Vornamen ermittelt, wie hoch der Migrantenanteil ist[25]. Hieß jemand Heinrich, war er wohl ein (Bio-)Deutscher, hieß er Zlatan, musste es sich offenbar um einen Menschen mit Migrationshintergrund handeln. Das Ergebnis dieser Vornamen-Studie: Während in der ersten Welle der so ermittelte »Migrantenanteil« noch 14 Prozent betrug, lag er in der zweiten Welle bei ganzen 59 Prozent. Da im Landkreis Esslingen Bürger aus Einwandererfamilien einen Anteil von 27 Prozent haben, bestätigt diese »Studie«, was auch in vielen anderen Städten und Landkreisen ein offenes Geheimnis war.

Im Frühjahr 2021 sorgte dann Thomas Voshaar, Chefarzt am Krankenhaus Bethanien in Moers und Vorsitzender des Verbandes Pneumologischer Kliniken, in bestimmten Kreisen für Aufregung, als er in einem Interview sagte[26], dass ihn und seinen Kollegen »aufgefallen sei, dass 40 Prozent ihrer Covid-Patienten einen Migrationshintergrund gehabt hätten«. Das Einzugsgebiet seiner Klinik habe jedoch nur einen Ausländeranteil von 10 Prozent, auch wenn das natürlich nicht alle Menschen mit Migrationshintergrund abdecke. Man müsse nun »zwingend fragen, woran das liegt«. Dazu gebe es jedoch keine validen Daten.

Um daran etwas zu ändern, besprach Voshaar das Thema in kleiner Runde mit dem Chef des Robert Koch-Instituts, Lothar Wieler.

Der bestätigte Voshaar und gab zu bedenken, dass ihm von Intensivmedizinern zugetragen worden sei, dass »auf den Intensivstationen deutlich mehr als 50 Prozent Migranten liegen würden«[27]. Doch dies anzusprechen sei, so Wieler, »ein Tabu«. Obgleich dieses Gespräch in vertraulicher Runde stattfand, gelangten diese Zitate auf unbekanntem Weg am 5. März 2021 auf die Titelseite der *Bild-Zeitung*[28], die bekanntlich nicht gerade die sensibelste Stimme ist, wenn es um Themen wie Migration geht. Zu allem Überfluss wurden die von der *Bild* verkürzt wiedergegebenen Zitate dann auch noch von der AfD für ihre ausländerfeindliche Propaganda missbraucht. Schlagwort: Seht her, es sind die Migranten, die die Seuche verbreiten. Das weckt düstere Assoziationen mit vergangenen Zeiten, in denen der jüdischen Bevölkerung Ähnliches vorgeworfen wurde.

Spätestens zu diesem Zeitpunkt war die rituelle Empörungsdynamik vollends entfesselt. Schnell machte das Wort »Rassismus« die Runde – im Falle der AfD und wohl auch der *Bild* vollkommen zu Recht, nur leider schwappten die politisch korrekten Einhegungen des Debattenraums dabei gleich auf die Frage der ethnischen Komponente des Infektions- und Krankheitsgeschehens über. Es nütze nichts, »mit dem Finger auf bestimmte Bevölkerungsgruppen zu zeigen«, so der ehemalige Chef des Intensivmediziner-Verbandes DIVI und Talkshow-Dauergast Uwe Janssens[29]. Gerade so, als ginge es darum, »Schuldige« zu suchen. »Es ist aus meiner Sicht menschlich und wissenschaftlich inakzeptabel, solche Befunde zu ignorieren und nichts zu tun, damit sich in Problemquartieren mit hohem Einwandereranteil und mit hoher Arbeitslosigkeit nicht noch mehr Menschen infizieren, es lediglich anzusprechen, ist doch kein Rassismus«, so die Replik von Thomas Voshaar[30].

Es folgte die Stunde der professionellen Faktenchecker, die wenig überraschend herausfanden, dass die Aussagen von Thomas Voshaar »nicht belegbar« sind. Wie und womit sollte man sie auch belegen, wenn diese Daten nicht erhoben werden? Das RKI tut sich schon schwer, herauszufinden, wo sich die Menschen infiziert haben, da dies in der Regel nicht Teil der Meldungen ist, die von den Gesundheitsämtern an die oberste Gesundheitsbehörde des Landes weitergegeben werden. Während die britischen Kollegen bei allen Infizierten wissen, welchen BMI sie haben, welche Medikamente sie nehmen, ob sie rauchen, schon einmal wegen Asthma behandelt wurden oder eben wie viel sie in welchem Beruf verdienen und ob sie einen Migrationshintergrund haben (dieser Punkt wird von den Patienten des NHS freiwillig anhand verschiedener Vorgaben angegeben), stochern die Deutschen sinnbildlich im Nebel. Und das hat nichts mit dem Datenschutz zu tun. Die britischen Datensätze sind anonymisiert, sodass kein Rückschluss auf die Patienten selbst möglich ist.

Es ist jedoch an dieser Stelle wichtig, zwischen »Treibern« und »Opfern« der Pandemie zu unterscheiden. Zuallererst infizieren sich Migranten natürlich nicht deshalb, weil sie Migranten sind, sondern weil sie zu denjenigen gehören, die sozioökonomisch benachteiligt sind. Sicherlich würden sich die allermeisten Migranten, die beispielsweise als Paketbote tätig sind und mit ihrer Familie in einer kleinen, beengten Wohnung in einem Plattenbau leben, auch lieber in einem Einfamilienhaus mit großem Garten im Homeoffice als »besondere Helden« fühlen. Dies war übrigens der Titel einer nicht gerade von Empathie gekennzeichneten Kampagne der Bundesregierung, in der bio-deutsche Mittelschicht-Angehörige sich dafür feiern ließen, dass sie während der Pandemie im Winter 2020 »nichts taten«. Diesen Luxus können sich viele Migranten natürlich nicht leisten. Im Gegenteil. Ihre Dienste als Paket- oder Pizzaboten sind ja Voraussetzung dafür, dass die Mittelschicht-Zugehörigen sich in ihren vier Wänden als Helden fühlen können.

Wenn man Faktoren wie Gesundheitszustand, Beruf und Einkommen herausrechnet, ist der Unterschied zwischen Menschen mit und ohne Migrationshintergrund sowohl bei den Infektionen als auch beim Krankheitsverlauf nach den Daten der britischen Open-SAFELY-Studie marginal[31]. Nur bei einer Bevölkerungsgruppe haben die britischen Forscher doch noch große Abweichungen zum Rest der Bevölkerung gefunden, und dies waren die Briten, die angegeben hatten, sie hätten einen Migrationshintergrund aus Bangladesch. Diese Gruppe wies während der zweiten Welle eine rund doppelt so hohe Wahrscheinlichkeit aus, an oder mit Covid-19 zu sterben, als alle anderen Gruppen, wenn man die genannten Faktoren herausrechnet. Dies veranlasste die Wissenschaftler, sich dieses Phänomen einmal näher anzuschauen und dabei auf den einzigen Punkt zu stoßen, den man als »kulturelles Risiko« ethnischer Minderheiten bezeichnen kann. Im Vergleich zu Briten ohne Migrationshintergrund und Migranten aus anderen Regionen zeichnete die Einwanderer aus Bangladesch nämlich aus, dass sie in einem wesentlich höheren Anteil in generationenübergreifenden Großfamilien lebten.

Die Daten liegen auf dem Tisch, und niemand wird ernsthaft bestreiten können, dass auch in Deutschland Menschen mit Migrationshintergrund in einer besonders großen Gefahr leben, sich mit Covid-19 zu infizieren, schwer zu erkranken und im schlimmsten Fall sogar an oder mit Covid-19 zu sterben. Leider hat es über ein Jahr gedauert, bis man angefangen hat, daraus auch zumindest im Ansatz die richtigen Schlüsse ziehen.

So ist es zum Beispiel vollkommen richtig, dass viele Migranten aufgrund mangelhafter Sprachkenntnisse und eines anderen Medienverhaltens viele Informationen nicht bekommen oder nicht verstehen. Das bedeutet einerseits, dass sie nicht viel vom Alarmismus und den schlauen Ratschlägen von Virologen und Politikern mitbekommen haben. Eigentlich müsste man sie dafür beglückwünschen. Doch leider führen diese Informationslücken andererseits in der Praxis halt auch dazu, dass Menschen, die zu einer Risikogruppe gehören und einen Migrationshintergrund haben, auch die wenigen sinnvollen Schutzmaßnahmen nicht einhalten oder noch nicht einmal kennen.

Aber ist das wirklich überraschend? Während der NDR-Podcast mit dem Virologen Christian Drosten von der Medienkritik gefeiert und mit Preisen überhäuft wird, gibt es kein öffentlich-rechtliches Projekt, das sich mit Basisinformationen in den Sprachen der Zielgruppe und über die Medien, die von der Zielgruppe konsumiert werden, an sie wendet. Was nutzt ein Drosten-Podcast, der nahezu ausschließlich von Deutschen mit mit mittlerem bis hohem Bildungsniveau – ohne den man die zahlreichen Fremdwörter und Fachbegriffe gar nicht versteht – gehört wird, die so durch die Konzentration auf schwere Verläufe und Todesfälle den Blick auf das große Ganze verloren haben? Es ist schön, wenn die Diplom-Ökotrophologin in ihrem Homeoffice nun dank des NDR und dank Professor Drosten weiß, was eine Heparin-induzierte Thrombozytopenie[32] ist. Viel schöner wäre es jedoch, wenn alle, auch die, die noch nicht gut Deutsch sprechen, aus den Medien erfahren könnten, dass es keine schlechte Idee ist, häufiger zu lüften, wenn die Großeltern zu Gast in der kleinen Wohnung sind, die sie mit ihrer Familie bewohnen, und dass sie, wenn sie vorher Fieber und Geschmacksverlust bei sich feststellen, den Großeltern lieber abraten sollten, sie zu besuchen. Das könnte Leben retten. Aber ja, es handelt sich hier nur um benachteiligte Menschen, die nun einmal nicht so wichtig sind. Dann doch lieber der nächste mit Gebührengeldern finanzierte Experten-Podcast fürs Premium-Publikum.

Langsam kommen die Zahlen ans Licht

Auch die Faktenchecker konnten nicht verhindern, dass nun die Katze aus dem Sack war, und Empörungswellen haben zum Glück den Vorteil, dass sie zwar sehr lautstark sind, aber auch schnell weiterziehen, wenn die nächste Sau durchs Dorf getrieben wird. Ab Ende März 2021 wurden – genau ein Jahr zu spät – plötzlich im gesamten Bundesgebiet Untersuchungen angestellt, die zumindest ein wenig Licht ins Dunkel brachten, und am Ende gelang es sogar dem Robert Koch-Institut eine – wenn auch magere – Studie zu den sozialen und ethnischen Risikofaktoren bei Covid-19 zu erstellen. Die Ergebnisse der Studie mit dem sperrigen Titel »Soziale Unterschiede in der Covid-19-Sterblichkeit während der zweiten Infektionswelle in Deutschland«[33] zeigten, dass die »Covid-19-Sterblichkeit in sozial stark benachteiligten Regionen um rund 50 bis 70 Prozent höher als in Regionen mit geringer sozialer Benachteiligung« lag. Der wissenschaftliche Beleg für ein offenes Geheimnis, also eigentlich eine banale Erkenntnis, die zudem blind ist für die ethnische Komponente. Blind sein musste, denn was sollten die Leute vom RKI auch herausfinden, wenn sie nur die Möglichkeit hatten, die Fälle nach deren Wohnort auf Landkreisebene zu vergleichen und zu jedem Landkreis die passenden sozioökonomischen Rahmendaten herauszusuchen?

Eindrucksvoller sind da schon die Ergebnisse, die das Kölner Gesundheitsamt bei einer Untersuchung des Infektionsgeschehens auf Stadtteilebene herausgearbeitet hat. Im April 2021 kam Köln in die Schlagzeilen, da die Stadt am Rhein mit einer Sieben-Tages-Inzidenz von 240 unter den 14 größten deutschen Städten diejenige mit den höchsten Infektionszahlen war. Das verleitete die Mitarbeiter des Kölner Gesundheitsamts, mit den ihnen vorliegenden Daten an die Öffentlichkeit zu gehen und auf die massiven sozialen Unterschiede beim Infektionsgeschehen hinzuweisen. So wies der eher ländlich geprägte und bevorzugt von der Mittelschicht bewohnte Kölner Stadtteil Fühlingen eine Null-Inzidenz auf, und auch im noblen Villen-Stadtteil Hahnwald – der als mit nur vier Sozialhilfeempfängern als der reichste Stadtteil Deutschlands gilt – gab es über Tage hinweg trotz hoher Inzidenzen im gesamten Stadtgebiet keine einzige Infektion. Demgegenüber lag die Inzidenz im armen Stadtteil mit 543 sehr deutlich über dem Durchschnitt[34]. In Hahnwald beträgt der Ausländeranteil 11,2 Prozent und hierbei handelt es auch eher um Diplomaten der dort ansässigen Konsulate und Residenzen und wohlhabende Villenbewohner aus den EU-Staaten und den USA. In der Trabantenstadt Chorweiler mit ihren Plattenbauten liegt der Anteil der Hartz-IV-Empfänger bei 41,5 Prozent, der Migrantenanteil liegt bei 75 Prozent[35].

So eindeutig diese Zahlen sind, so wenig können sie überraschen. Während die Menschen in Chorweiler in engsten Wohnverhältnissen in Plattenbauten zusammengepfercht sind, in denen die Hygiene- und Abstandsregeln de facto gar nicht eingehalten werden können, leben die Menschen in Hahnwald in großräumigen Einfamilienhäusern auf großen Grundstücken, auf denen man – wenn überhaupt – höchstens auf den Mindestabstand zum Gärtner achten muss, will man die AHA-Empfehlungen der Bundesregierung einhalten. Während die Menschen aus Chorweiler, die einen Job haben, oft als Busfahrer, Hilfsarbeiter in Fabriken, Paketboten, Reinigungskräfte im Krankenhaus oder ähnlichen Jobs ein hohes Infektionsrisiko haben, können die Menschen aus Hahnwald sich – wenn sie es denn wollen – meist in ihrem komfortablen Homeoffice gemütlich machen und jedem Infektionsrisiko aus dem Weg gehen. Da wäre es schon sehr überraschend, wenn die Inzidenzwerte anders ausfallen würden.

Köln ist überall. Auch in Hamburg, Berlin und München staffelt sich die Stadtinzidenz vor allem nach den sozioökonomischen Lebensverhältnissen ihrer Bewohner. Wer hier keinen Zusammenhang zwischen Armut und Infektion erkennen kann, muss die Augen schon sehr fest schließen. Nicht sonderlich überraschend ist auch, dass der Krankheitsverlauf ebenfalls mit dem sozialen Status korreliert. Arme Menschen haben im Schnitt eine deutlich schlechtere Allgemeingesundheit und einen höheren Anteil der einschlägigen Risikofaktoren von Übergewicht über Diabetes bis hin zu Herz-Kreislauf-Erkrankungen. All dies ist hinlänglich bekannt, schließlich protokolliert niemand anderes als das Robert Koch-Institut diese Entwicklungen schon seit vielen Jahren in seinem Gesundheitsmonitoring[36]. Auch hier wäre es sehr überraschend, wenn eins plus eins plötzlich nicht zwei, sondern drei ergeben würde.

Während der zweiten Welle lag der Inzidenzwert unter den 60- bis 79-Jährigen in vergleichsweise armen Regionen bei rund 190. Bei finanziell besser gestellten Seniorinnen und Senioren im gleichen Alter lag die Inzidenz bei etwas mehr als 100. Bei den über 79-Jährigen wird der Inzidenzwert in finanziell benachteiligten Regionen mit mehr als 450 bezeichnet. Bei wohlhabenderen Menschen im selben Alter lag er bei rund 250. Dies sind Erkenntnisse des Robert Koch-Instituts[37]. Auch in Altersgruppen, in denen die mit großem Abstand meisten Todesfälle zu beklagen sind, gab es also eine gewaltige soziale Disparität bei den Infektionen. Das Sterberisiko sei, so das RKI, in Deutschland in armen Regionen um bis zu 70 Prozent höher als in wohlhabenden Gegenden. Armut tötet. Aber auch das ist nicht neu.

Die Lockdown-Maßnahmen treffen die Armen besonders hart

Es ist jedoch beileibe nicht nur die Krankheit selbst, die die Armen härter trifft als die Mittelschicht oder gar die Wohlhabenden. Auch die Maßnahmen haben eine deutliche soziale Schieflage, und die Unterstützungsleistungen durch den Staat sind ebenfalls alles andere als gerecht und benachteiligen insbesondere arme Menschen.

Die soziale Schieflage fängt bereits bei Einkommensverlusten durch die Maßnahmen an. Nach einer Untersuchung der Hans-Böckler-Stiftung im Oktober 2020[38] gab es bei Einkommen bis 900 Euro Verluste von 49 Prozent, bei Einkommen von über 4500 Euro lagen diese nur bei 26 Prozent. Einkommen unter 1500 Euro monatlich netto waren zu 40 Prozent von Kurzarbeit betroffen, bei über 4500 Euro nur von 11 Prozent. Während ein Besserverdiener Einkommensverluste in der Regel besser kompensieren kann, haben gerade Geringverdiener oft echte Probleme, wenn der Lohnscheck – und sei es nur vorrübergehend – noch kleiner ausfällt.

Hier reichte das Geld auch schon vor Corona meist gerade so aus, um am Ende des Monats die Miete und alle nötigen Rechnungen zu bezahlen. Wenn nun die monatlichen Einkünfte geringer ausfallen, geht es entweder an die Substanz, oder man muss gezwungenermaßen bei eigentlich notwendigen Ausgaben sparen. Das hat nicht nur Auswirkungen auf die Lebensqualität, sondern meist auch auf die Gesundheit, da die Kosten für Lebensmittel oft der einzige Ausgabenfaktor sind, wo überhaupt gespart werden kann. Dann fällt die warme Mahlzeit halt mal aus.

Je prekärer Arbeitsverhältnisse sind, umso dünner wird der soziale Schutz während der Pandemie. Während sozialversicherungspflichtig Beschäftigte immerhin über das Kurzarbeitergeld – wenn auch oft mehr schlecht als recht – abgesichert sind, stehen Minijobber, Aushilfskräfte ohne arbeitsvertragliche Regelung und sehr viele Solo-Selbstständige vollkommen im Regen, wenn ihre Arbeitsgrundlage aufgrund der Maßnahmen wegfällt. Für diese Jobs gibt es kein Kurzarbeitergeld, Kündigungen in diesem Bereich werden häufig rigoros umgesetzt – ex und hopp.

Zu den Betroffenen zählen dabei auch Menschen, die man sicher spontan nicht mit dem Begriff »Armut« in Verbindung bringen würde und die eher der ganz normalen Mittelschicht zugerechnet werden. So habe ich für die NachDenkSeiten im Oktober 2020 den Hamburger DJ und Konzertveranstalter Benny Ruess interviewt, dessen komplette Einkünfte durch die Maßnahmen im März 2020 von einem Tag auf den anderen weggebrochen sind. Vom Beginn der Lockdowns bis zum Zeitpunkt des Interviews bekam Ruess im März 4000 Euro Soforthilfe und im August noch einmal 2000 Euro Neustartprämie von der Stadt Hamburg. Das war es dann aber auch – kein Wohngeld, keine Krankenversicherung, kein Hartz IV. Da seine Frau, eine Kinderkrankenschwester, angeblich zu viel verdient, habe er keinen Anspruch auf solche Leistungen. Man kann sich vorstellen, wie lange man das – vor allem in einer teuren Stadt wie Hamburg – durchhält. Ruess meinte damals lakonisch »im Grunde [könne] er jetzt Flaschen sammeln gehen«. Und so geht es vielen Solo-Selbstständigen, die zuvor relativ gut über die Runden kamen.

Im wahrsten Sinne prekär ist auch die Situation der Hartz-IV-Empfänger, die schon vor Corona und vor den Maßnahmen haarscharf am absoluten Existenzminimum schrammten, und dazu zählen auch die sogenannten Aufstocker, deren Arbeitseinkommen so gering ist, dass sie zusätzlich noch auf staatliche Sozialleistungen angewiesen sind. Hier kommt nämlich der Freibetrag ins Spiel, der beim Bezug von Kurzarbeitergeld sinkt. Wie Frieder Claus von der unabhängigen Hartz-IV-Beratung Esslingen gegenüber den NachDenkSeiten ausführte[39], können allein durch diesen Effekt unvermutet gleich mal 100 Euro von einem kargen Einkommen wegfallen. Für die Betroffenen seien dies enorme Beträge, die dann an allen Ecken und Enden fehlen.

In seiner Beratung gäbe es beispielsweise viele Familien, die mit diesem Freibetrag die Differenz der verlangten und vom Jobcenter erstatteten Miete ausgleichen. So kann das Wegfallen dieser Summe schnell zu Verarmung und dem Verlust der Wohnung führen.

Durch die Maßnahmen sind zudem die Ausgaben vieler Hartz-IV-Empfänger deutlich gestiegen. Die Lebensmittelpreise sind durch die steigende Nachfrage durch die Decke gegangen, gleichzeitig mussten viele Tafeln wegen der Maßnahmen ihre Arbeit einstellen, was den Kostenfaktor Ernährung gleich doppelt in die Höhe getrieben hat. Konnten viele Kinder aus Hartz-IV-Familien vor den Maßnahmen kostenlos in Kindergärten und Schulen eine warme Mahlzeit bekommen, fiel diese Möglichkeit mit der Schließung der Einrichtungen natürlich auch weg. Eine wie auch immer geartete Kompensation gab es nicht.

Ohnehin sind arme Familien mit Kindern durch die Maßnahmen besonders betroffen. Während in Familien der Mittel- und Oberschicht meist die nötigen Gerätschaften für den digitalen Ersatzunterricht vorhanden sind, mussten sie in armen Familien erst extra angeschafft werden. Selbst die für viele Normalverdiener selbstverständliche DSL-Flatrate samt WLAN, die für den digitalen Heimunterricht vorausgesetzt wird, ist für Hartz-IV-Empfänger ein teurer Luxus. Erst im Februar 2021 konnte sich die Regierung durchringen, bedürftigen Familien zumindest einen Zuschuss von maximal 350 Euro zu gewähren, wenn ihre Kinder pandemiebedingt auf einen Distanzunterricht angewiesen sind. Der soll die Kosten für »Computer oder Tablets mitsamt dem benötigten Zubehör, wie zum Beispiel einen Drucker pro Haushalt oder Tastaturen« abdecken[40]. Da muss man aber schon sehr gezielt auf Schnäppchenjagd gehen, und wie sieht es eigentlich mit dem Verbrauchsmaterial aus? Schließlich ist beispielsweise Druckertinte oft je nach Hersteller pro Milliliter teurer als Luxus-Parfum. Mit den Hartz-IV-Sätzen ist dies nicht zu stemmen. Nicht bedacht wurde auch, dass sich so ein Computer samt WLAN und Drucker nicht von allein einrichtet. Was ist mit Familien, in denen niemand ein Betriebssystem aufsetzen, ein WLAN in Betrieb nehmen und dann die nötigen Druckertreiber im Internet finden und korrekt installieren kann?

Noch düsterer sieht es aus, wenn man an die Ärmsten der Armen denkt. Obdachlose wurden in den Lockdown-Regelungen schlicht vergessen. Die meisten nun vorgeschriebenen Einschränkungen können sie gar nicht umsetzen, selbst wenn sie es denn wollten. Wie soll ein Obdachloser zu Hause bleiben? Hier kommt es fast zwangsläufig zu Verstößen gegen das Ausgangsverbot, dem Verbot von Zusammenkünften von mehreren Personen und dem Alkoholverbot in der Öffentlichkeit. Bei Ausgangssperren müssen Obdachlose einfach aufgrund ihres Daseins eine Ordnungswidrigkeit begehen, sie können sich nicht ab 20 oder 21 Uhr in Luft auflösen.

Mussten Sie an der Stelle mit dem Alkoholverbot schmunzeln? Schmunzeln Sie nicht zu früh. Stellen Sie sich doch einmal vor, was passieren würde, wenn die Regierung allen Bundesbürgern neben den Kontaktbeschränkungen zu Hause auch noch ein monatelanges Alkoholverbot auferlegen würde. Es würde wohl ein Hauch von Revolution durchs Land wehen, und die *Bild-Zeitung* würde zum Sturz der Regierung aufrufen. Für Menschen ohne Dach über dem Kopf sind Alkoholverbote in der Öffentlichkeit genau das. Aber wen interessieren schon Menschen ohne jegliche Unterkunft, die in Kälte, Dreck und Regen und damit ohne den Schutz eigener Häuslichkeit leben. Noch nicht einmal bei den Prioritätsgruppen für die Impfung wurden sie berücksichtigt. Ein Aufschrei blieb bekanntlich aus.

Insgesamt haben die Maßnahmen die Kluft zwischen Arm und Reich vergrößert. Einen ganz wesentlichen Teil dazu hat die armutspolitische Ignoranz der maßgeblichen Akteure beigesteuert. Die Maßnahmen haben die soziale Spaltung als chronische Erkrankung unserer Gesellschaft offengelegt, die nicht durch Virologen gelöst werden kann.

Sorglos in Hobbingen

Der Lockdown ist nun einmal auch eine Klassenfrage, und es ist kein Wunder, dass die begeistertsten Lockdown-Anhänger mehrheitlich dem wohlsituierten Bürgertum angehören. Es macht halt einen Unterschied, ob man die sonnigen Tage als Pensionär oder »Homeoffice-Elite« nutzt, um im Eigenheim im grünen Speckgürtel mit den Kindern oder Enkeln im Garten zu spielen und sich selbst zu finden oder ob man als alleinerziehende Niedriglöhnerin, die vom Arbeitgeber auf Kurzarbeit gesetzt wurde, mit den Kindern bei gesperrten Spielplätzen in der kleinen Zweizimmerwohnung im Plattenbau verbringen muss. Für Millionen Deutsche ist der Lockdown eben kein verlängerter Urlaub daheim, sondern eine psychische und ökonomische Tragödie.

Als ich selbst während des ersten Lockdowns durch die Straßen meines ländlichen Wohnorts zog, kam ich mir damals ein wenig vor wie im Auenland der Herr-der-Ringe-Trilogie. Wie fröhliche Hobbits beschäftigten sich meine Nachbarn mit Gartenarbeit und spielten mit ihren Kindern. Doch man sieht nur die im Lichte, die im Dunkeln sieht man vor allem in der Kontaktsperre meist nicht. Durch den Lockdown ging ein Riss durch dieses Land. Auf der Lockdown-Sonnenseite befinden sich – trotz Risikogruppenzugehörigkeit – diejenigen Pensionäre und Rentner, die man als ökonomisch unabhängig bezeichnen könnte, und all die Beamten und meist höheren Angestellten, denen es vergönnt ist, ihren Job von daheim aus zu erledigen. Da wird sich dann auf Twitter, Facebook, Instagram und Co. über die unverantwortlichen Menschen aufgeregt, die sich nicht an die Maßnahmen halten und sich abends im Park aufhalten – und das auch noch unter Missachtung der Abstandsregeln. Ja, wenn man in einer kleinen Wohnung lebt, hat man schon seltsame Bedürfnisse. Das können Menschen mit Eigenheim und Grundstück nicht verstehen.

Viele Privilegierte nehmen den Lockdown eher als skurrilen Heimurlaub wahr. Es gibt Schlimmeres im Leben; die Pensionen, Renten und Gehälter dieser Glücklichen werden schließlich pünktlich überwiesen, und man hat nun endlich die Zeit, sich um Dinge zu kümmern, zu denen man im Arbeitsalltag nicht kommt. Freilich jammert man dennoch; zwar auf hohem Niveau, aber auch das ist nichts Neues. Hauptsache das Bier und die Bratwürste gehen nicht aus.

Ein wenig weiter unten auf der Corona-Lockdown-Leiter sieht die Lage schon nicht mehr ganz so rosig aus. Wer keinen Garten hat, um mit den Kindern zu spielen, und stattdessen in einer kleinen Wohnung mit dem Nachwuchs eingesperrt ist, dem fällt irgendwann die Decke auf dem Kopf. Was tun? Die Spielplätze sind abgeriegelt, die typischen städtischen Freizeitaktivitäten für Kinder geschlossen oder untersagt. Und da die Kitas und Schulen dicht sind, müssen die Kleinen nun den ganzen Tag beschäftigt werden. Zu Oma und Opa soll man sie nicht geben – Risikogruppe. Das Konto leer, die Nerven überspannt, soziale Kontakte untersagt – eine toxische Mischung, die nicht selten sogar zu familiärer Gewalt führt. Hier geht es oft um existenzielle Bedrohungen und den Verlust der materiellen Basis. Diese Menschen sind psychisch und wirtschaftlich bis ins Mark getroffen, und für sie ist die Lockdown-Debatte mehr als virologisch begründete Maßnahmen, bei denen so »profane« Dinge wie die Rückkehr zu einem geordneten wirtschaftlichen Leben eine untergeordnete Rolle spielen.

Doch all diese Schicksale spielen bei der Debatte um die Maßnahmen so gut wie nie eine Rolle. Man sieht halt nur die im Lichte; und die im Lichte sind es, die Leitartikel schreiben und in den Talkshows und Kommentarformaten Meinungen machen. Diese Leitartikel stammen freilich nicht von den »freien« Journalisten, die ansonsten ihre Brötchen mit Veranstaltungs- oder Sportberichten verdienen und die dank Lockdown nun ihre Miete nicht mehr bezahlen können. Auch Sorglosigkeit ist ein Privileg, das man sich leisten können muss. Wenn man selbst unbesorgt auf den obersten Stufen der Corona-Lockdown-Leiter steht, ist es natürlich einfach, die »guten« Ratschläge der Virologen als alternativlos zu verkaufen und den Rest des Landes auf weitere Wochen oder gar Monate der Einschränkung einzuschwören – der Preis, den man selbst dafür zu zahlen hat, ist vergleichsweise gering. So what? Vielleicht sollten diese Leitartikler einmal eine Woche mit jemanden auf den unteren Stufen der Corona-Lockdown-Leiter tauschen. Vielleicht kämen sie dann bei ihrer sorgfältigen Abwägung zu anderen Antworten?

Die Seele leidet

Die gesamte Corona-Debatte findet zumeist auf der epidemiologischen Ebene statt. Das ist ein dankbares Terrain, handelt es sich hierbei doch um mehr oder weniger greifbare Zusammenhänge, die sich in Zahlen abbilden lassen. Auch die ökonomische Ebene hat diesen Vorteil. Nun gibt es aber auch eine Welt abseits der Zahlen, die Welt der Gefühle, die Psyche oder, wenn man es ein wenig transzendentaler ausdrücken will: die Seele. Dass sowohl die Pandemie als auch der Lockdown unsere Seele berühren, steht außer Frage. Außer Frage steht auch, dass unsere Seele Schaden nimmt. Doch diese Ebene spielt sowohl bei der politischen als auch bei der medialen Debatte kaum eine Rolle. So wurden in die fünf großen Talkshowformate von ARD und ZDF im vergangenen Jahr zwar ganze 88-mal Virologen eingeladen[41]. Psychologen kamen nur ganze viermal zu Wort. Und wo wir schon beim Transzendentalen sind: Geistliche, die sich als Seelsorger verstehen, wurden nur ein einziges Mal zu Will, Plasberg, Illner, Maischberger und Lanz eingeladen.

Offenbar sind uns Psyche und Seele nicht so wichtig. Dabei sind die vorliegenden Zahlen zur Auswirkung von Pandemie und Lockdown auf Psyche und Seele mehr als alarmierend. Nach einer im November 2020 veröffentlichten »Deutschland-Barometer Depression« der Deutschen Depressionshilfe[42] hat jeder zweite an Depression Erkrankte im ersten Lockdown »massive Einschränkungen in der Behandlung seiner Erkrankung erlebt«. Jeder zweite Befragte berichtet auch von ausgefallenen Behandlungsterminen beim Facharzt oder Psychotherapeuten und jeder zehnte von einem geplatzten Klinikaufenthalt. Zudem hätten die Betroffenen die Zeit »als deutlich belastender« erlebt als der Durchschnitt der Bevölkerung. So litten diese »fast doppelt so häufig unter der fehlenden Tagesstruktur«, in der häuslichen Isolation blieben sie zudem »deutlich häufiger tagsüber im Bett«, was ihr Leiden in aller Regel verschlimmert.

Diese Einschränkungen, die für die Betroffenen ein großes Problem darstellen und ihr Krankheitsbild negativ beeinflussen, spielten bei der Entscheidungsfindung der Politik nie eine Rolle. Der Präsident der Deutschen Gesellschaft für Psychiatrie, Psychotherapie, Psychosomatik und Nervenheilkunde (DGPPN), Andreas Heinz, warnte im Oktober 2020 in einem Interview[43] im *Deutschen Ärzteblatt* vor erheblichen psychischen Belastungen infolge der Corona-Maßnahmen sowie einer Überforderung der Selbstheilungskräfte:»Die Gefahr ist, dass schwer kranke Patienten den Verzicht auf den persönlichen Kontakt nicht lange aushalten.«

Es sind jedoch nicht nur Menschen, bei denen bereits psychische Erkrankungen vorliegen, die in Corona-Zeiten Probleme haben. Auch zuvor psychisch stabile Menschen leiden unter der gesteigerten Aufgeregtheit und den Ängsten in der Pandemie. Man muss schon sehr abgebrüht sein, wenn die ganze medial geschürte Panik an einem vollkommen vorbeigeht.

Besonders betroffen von den psychischen Folgen ist auch hier wieder einmal die Gruppe, die neben den Alten wohl zu den größten Verlierern der Maßnahmen gehört – die Kinder. In der Corona-Pandemie sind Kinder und Jugendliche hinten runtergefallen. Ärzte befürchten »verheerende Langzeitfolgen«. Im Mai 2021 hatte sich der Berufsverband der Kinder- und Jugendärzte mit einem dramatischen Appell an die Öffentlichkeit gewandt. »Es gibt psychiatrische Erkrankungen in einem Ausmaß, wie wir es noch nie erlebt haben. Die Kinder- und Jugendpsychiatrien sind voll, dort findet eine Triage statt. Wer nicht suizidgefährdet ist und ›nur‹ eine Depression hat, wird gar nicht mehr aufgenommen«, so Verbandssprecher Jakob Maske gegenüber dem ZDF[44].

Diese eindringlichen Warnungen werden jedoch leider wie so oft verhallen. Wenn wir den Begriff »Triage« hören, kommen uns nicht Kinder in den Sinn, die durch die Maßnahmen psychiatrische Erkrankungen entwickeln, sondern die »Bilder aus Bergamo«, und schon hat die Angst uns wieder voll im Griff.

Der alte Affe Angst

Als man noch von dem »neuen Coronavirus« sprach und die Epidemie für ein chinesisches Problem hielt, war die Berichterstattung eher durch Abwiegeln gekennzeichnet. Man blickte zwar mit Interesse auf die Region Wuhan; tat dies jedoch vergleichsweise unaufgeregt. Und dann kam Bergamo, die Katastrophe mit Ansage. In meinem allerersten Artikel zum Thema Corona auf den Nach-DenkSeiten wies ich bereits am 26. Februar 2020 darauf hin[45], dass laut der ersten Studien aus China »mehr als 80 Prozent der bisherigen Todesopfer über 60 Jahre alt [seien, und] mehr als 75 Prozent der Todesopfer (hatten) teils schwere Vorerkrankungen [hatten und] bei den unter 40-Jährigen […] die Todesrate mit unter 0,2 Prozent vergleichsweise gering [sei]«. Man ahnte also, was auf uns zukommt. Drei Tage bevor ich diesen Artikel schrieb, wurden in einem Krankenhaus bei Bergamo die ersten beiden Patienten positiv auf Corona getestet: zwei Bewohner eines nahe gelegenen Altenheims. Und täglich kamen neue Fälle hinzu – ebenfalls größtenteils Hochbetagte aus den Alten- und Pflegeheimen. Die Lombardei gehört übrigens zu den Regionen Europas mit dem höchsten Altersdurchschnitt. Insgesamt leben dort 300 000 Menschen in Alten- und Pflegeheimen – 7 000 von ihnen sollten in den nächsten Wochen sterben.

Wie kam es zu diesem schweren Ausbruch? Der wohl fatalste Fehler der italienischen Behörden war es, aufgrund der Kapazitätsgrenzen des auch schon vor Corona gnadenlos kaputtgesparten Gesundheitssystems Patienten mit positivem Test und leichten Symptomen auf die umliegenden Alten- und Pflegeheime zu verteilen[46]. Meist stand dem Pflegepersonal keine ausreichende Schutzbekleidung zur Verfügung, das Virus wurde also aktiv genau in die Einrichtungen gebracht, die man – auch auf Basis der damals bereits vorliegenden Kenntnisse – hätte massiv abschirmen müssen. Es kam, wie es kommen musste. Täglich stieg die Zahl der Todesopfer, und am 18. März kam es dann zu den verhängnisvollen Bildern, die in ganz Europa die Debatte drehten.

Emanuele di Terlizzi fotografierte von einem Dach herab einen nächtlichen Konvoi aus Militärlastwagen, die die Leichen aus den überfüllten Krankenhäusern der Stadt Bergamo zu den Krematorien der Nachbarstädte transportierten. Diese Bilder hatten eine unglaubliche Symbolkraft, erinnerten sie doch in fataler Weise an Hollywood-Schocker à la Outbreak. Nicht nur in den deutschen Medien wurden diese Bilder – ohne sie in den Kontext zu setzen – pausenlos gesendet und gedruckt. Plötzlich wehte nicht nur ein Hauch von Panik, sondern ein Orkan der Angst über das Land. Das Virus, das zuvor vergleichsweise rational bewertet wurde, war nun ein Killer-Virus, die Leitartikler verfielen einem schrillen Alarmismus und trieben die Politik vor sich her.

Daran hat sich im Laufe der Pandemie wenig geändert. Kaum ein Tag verging, an dem reichenweitenstarke Portale wie Spiegel.de oder Fernsehformate wie die Tagesschau nicht mit Bildern von Leichensäcken, Intensivstationen oder Friedhöfen aufmachten. Erst war es Norditalien, dann Brasilien und die USA. Stets mit dramatisierender Perspektive und stets ohne redaktionelle Einordnung. So wurden beispielsweise Bilder aus New York gezeigt, auf denen massenhaft Särge von Baggern in einem dystopischen Sujet vergrabe wurden. Arbeiter in einem Ganzkörper-Schutzanzug assistierten. Outbreak? Nein, gezeigt wurde der New Yorker Armenfriedhof Hart Island, auf dem die Stadt New York seit 150 Jahren ihre mittellosen Toten auf diese Art und Weise – natürlich sonst ohne Schutzanzug – in Massengräbern vergräbt. Ohne diese Einordnung machen die Bilder natürlich Angst. Auch ich verspürte – allem Vorwissen zum Trotz – plötzlich auf der emotionalen Ebene Angst. Gegen die Macht solcher Bilder kann man selbst mit einem rationalen Kopf nur wenig ausrichten.

Rückblickend war das Jahr 2020 ein Jahr der Ängste. Die einen hatten Angst vor dem Virus. Wobei diese Ängste – aber das zeichnet Ängste meist aus – vielfach noch nicht einmal rational erklärbar waren. So haben Forscher für Neuseeland herausgefunden[47], wo zeitweilig ein deutlich strengerer Lockdown als in Deutschland herrschte, dass seinerzeit ein Drittel der Befragten unter psychischem Stress litt. Dabei sind bis heute in Neuseeland lediglich 26 Menschen an oder mit Covid-19 verstorben. Massenausbrüche gab es dort nie. Und auch hierzulande haben häufig jüngere Personen, die laut statistischer Wahrscheinlichkeit durch Covid-19 nicht stärker gefährdet sind als durch die saisonale Grippe, oft die größte Angst vor dem Virus.

Gemäß einer Vorauswertung der sogenannten NAKO-Gesundheitsstudie[48] hat sich vor allem bei den jüngeren Menschen in Deutschland die mentale Gesundheit durch die Pandemie und den Lockdown im Frühjahr 2020 deutlich verschlechtert. Angst, Stress und Anzeichen von Depressionen hätten deutlich zugenommen. Besonders groß sei die psychische Belastung in der Altersgruppe der 20- bis 40-Jährigen gewesen, darunter vor allem bei Frauen bis Ende 30, während die Forscher bei den über 60-Jährigen keine relevanten Ausschläge nach oben registriert haben.

Angst essen Seele auf. Für viele Menschen haben diese Ängste auch in der Familie zu unlösbaren Dilemmata geführt. So leiden gerade alte Menschen besonders unter der Einsamkeit, die mit den Besuchs- und Kontaktverboten einhergeht. Fährt man Weihnachten nicht zu seinen Eltern oder Großeltern, bricht es ihnen womöglich das Herz. Besucht man sie doch und steckt sie im schlimmsten Fall an, bricht es einem selbst das Herz. Dafür gibt es keine einfache Lösung. Wer entscheidet, wessen Herz man bricht? Man hat jedoch den Eindruck, dass die jüngeren Generationen hier von ihren eigenen Ängsten getrieben sind und ihre Sorge um die Alten oft ein versteckter, wenn auch nicht böse gemeinter, Egoismus ist. Im Zweifel entscheidet man sich für das eigene Herz. Denn wer fragt eigentlich die Alten in den Pflegeheimen, ob sie das Risiko eines Besuchs vorziehen würden? Wer fragt die Omas und Opas, ob sie ihre Enkel sehen wollen? Und wenn die Antwort »falsch« ausfällt, fühlt man sich als überinformierter und sorgenvoller Sohn oder sorgenvolle Tochter oft auch noch moralisch überlegen. Gesprochen wird über solche Dilemmata lieber nicht. Der alte Affe Angst, der einem auf der Schulter sitzt, ist jedoch nicht immer der beste Ratgeber.

Andere Menschen haben wiederum vor allem Angst vor den Folgen der Maßnahmen, vor Arbeitslosigkeit und wirtschaftlichen Nöten. Auch diese Ängste sind mehr als berechtigt und lassen sich anders als die Angst vor dem Virus nicht auf individueller Ebene auflösen. Und nicht wenige Menschen haben auch und vor allem Angst davor, dass ihnen durch die massiven Einschnitte in die Grundrechte die Freiheit genommen wird. Ist das absurd? Sicher nicht.

Alle drei Ängste sind berechtigt und ärgerlicherweise auf der Lösungsebene inkompatibel. Man kann die Forderungen derer, die hauptsächlich Angst vor Infektion, Krankheit und dem Tod haben, und die Forderungen derer, die Angst vor den sozioökonomischen oder politischen Folgen haben, nun mal nicht gleichzeitig bedienen.

Die Aufgabe verantwortungsvoller Medien wäre es hier gewesen, die jeweiligen Ängste abzubauen und dazu beizutragen, das gesamte Thema zu entemotionalisieren und so zu einem Dialog beizutragen. Geschehen ist jedoch das Gegenteil. Die Ängste vor dem Virus wurden stetig nicht nur bedient, sondern sogar massiv angefacht. Die sozioökonomischen Ängste wurden ganz einfach ignoriert. Und diejenigen, die Angst vor Überwachung, Demokratieverlust und dauerhaften Einschnitten ihrer Freiheit hatten, wurden dämonisiert – Querdenker, Reichsbürger oder Nazis seien sie und ohnehin bekloppt. Ausgrenzung statt Dialog. Die während der Pandemie gebuddelten Gräben durch unsere Gesellschaft, werden uns noch sehr lange begleiten und verlaufen diesmal auch zwischen Lagern, die sich ansonsten eigentlich in den meisten Fragen einig sind. Leider gibt es keine Statistik darüber, wie viele Freundschaften »durch Corona« zerbrochen, wie viele zwischenmenschliche Gräben auch nach der Pandemie nie wieder überwunden werden können.

80 Millionen Virologen – aber niemand kann sagen, ob die Lockdowns wirken

Wussten Sie vor eineinhalb Jahren, was ein R-Wert ist? Konnten Sie mit den Begriffen Inzidenzwert oder PCR-Test etwas anfangen oder irgendetwas mit dem Ausdruck Wellenbrecher-Lockdown? Und hätten Sie im Februar 2020 in der *FAZ* die Überschrift »Die Mutanten sollen draußen bleiben« gelesen, hätten Sie sicherlich gedacht, der folgende Artikel handelt von einer Filmkritik zur beliebten X-Men-Reihe, die auf den Marvel Comics basiert und in der die Protagonisten in der Tat Mutanten sind. Am 12. Februar 2021 konnte man in der *FAZ* diese merkwürdige Überschrift lesen[1], und es ging natürlich nicht um Magneto, Cyclops oder Wolverine, sondern um die vermeintliche Gefahr durch Varianten des SARS-CoV-2-Virus, die nach dem Land benannt wurden, in dem sie als Erstes entdeckt wurden – Brasilien, Großbritannien, Südafrika und später Indien. Dass die Leser der *FAZ* diese Überschrift falsch verstanden haben könnten, ist jedoch unwahrscheinlich.

Der (über)informiertere Teil der Leserschaft könnte wahrscheinlich vielmehr sogar das kryptische Kürzel B.1.1.7 zielsicher der britischen Mutante zuordnen und aus dem Stegreif sogar erklären, bei welchen Mutanten beim S-Protein die zusätzliche Mutation E484K auftaucht. Sicher hat Christian Drosten dies in einem seiner Podcasts erklärt. Oder vielleicht hat Karl Lauterbach zu diesem einen Tweet verfasst? Immerhin hatte Lauterbach via Twitter auch auf die potenzielle Gefahr hingewiesen[2], dass der »Kamineffekt« der Klospülung dazu führen kann, dass Aerosole von Infizierten im Erdgeschoss im Bad der oberen Etagen landen.

In der alten Normalität hatte Deutschland, wie es immer so schön heißt, wenn die Fußballnationalmannschaft mal wieder eine krachende Niederlage eingefahren hat, 80 Millionen Bundestrainer. In der neuen Normalität scheint Deutschland 80 Millionen Virologen zu haben. Und das ist nicht gerade überraschend. Wie wir die Pandemie sehen und welche politischen Maßnahmen wir zur Eindämmung der Pandemie befürworten oder ablehnen, hängt nun einmal stark damit zusammen, welche Informationen wir wie vermittelt bekommen. Und hier geht es beileibe nicht nur um Podcasts und Tweets. Gerade für Menschen, die nicht so viel im Internet unterwegs und keine eifrigen Zeitungsleser sind, spielen die großen Talkshowformate der Öffentlich-Rechtlichen bei der Meinungsbildung immer noch eine sehr große Rolle. Corona war in diesen Talkshows im letzten Jahr das bestimmende Thema. Die Auswahl der Experten und Gäste war dabei jedoch extrem einseitig. Während Virologen in den fünf großen Formaten auf ganze 88 Auftritte kamen[3], waren Experten aus anderen Fachbereichen eher eine Ausnahme. So waren beispielsweise Pädagogen, die die Themenbereiche Schulschließungen und Maskenpflicht im Unterricht aus pädagogischer Sichtweise hätten vermitteln können, nur selten zu Gast. Das Gleiche gilt für Psychologen, die etwas zu den psychologischen Folgen der Lockdown-Maßnahmen berichten könnten, oder Soziologen, die eine Bewertung vornehmen könnten, was die Maßnahmen für unsere Gesellschaft bedeuten. All diese Aspekte sind auch ungemein wichtig, spielten in den Talkshows jedoch nur eine Nischenrolle. Das Gleiche gilt für Vertreter der Bevölkerungsgruppen, die direkt negativ von den Maßnahmen betroffen waren.

Den diskursiven Spagat, in dem sich eine solche Debatte bewegen muss, hat der (echte) Virologe Alexander Kekulé einmal schön zusammengefasst. Sinngemäß sagte er, dass aus rein virologischer Sicht ein weltweiter dreiwöchiger Totallockdown natürlich das Maß aller Dinge sei. Wenn alle Menschen drei Wochen lang zu Hause bleiben und keine Außenkontakte haben, wäre die Verbreitung des Virus gestoppt. Das ist natürlich richtig, aber es ist klar, dass dieses Gedankenspiel so nicht umgesetzt werden kann.

Die Bekämpfung der Pandemie ist immer ein Abwägen verschiedener Aspekte, die durch verschiedene wissenschaftliche Disziplinen abgedeckt werden. Daher wäre es für eine umfassende Meinungsbildung auch so wichtig, die Positionen möglichst vieler Disziplinen zu vermitteln. So kann man beispielsweise das Thema Kita- und Schulschließungen nicht nur unter der epidemiologischen Perspektive diskutieren, sondern muss Pädagogen, Psychologen, Soziologen und Ökonomen zu Wort kommen lassen, um die gesamtgesellschaftlichen Vor- und Nachteile einer solchen Maßnahme bewerten zu können. Werden über die Meinungsfabrik Talkshow nun aber nur die Perspektiven von Forschern wie Meyer-Hermann oder Priesemann verbreitet, die die epidemiologische Entwicklung mithilfe von Computermodellen berechnen, wird man nie eine gesamtgesellschaftliche Abwägung vornehmen können. Und diesen Schuh müssen sich die Talkshows und letztlich auch die gesamten traditionellen Medien anziehen; denn in Print, Funk und anderen TV-Formaten wie den Nachrichten gab es diese massive Konzentration auf die virologische und epidemiologische Sichtweise.

Da ist es kein Wunder, dass so viele Mitbürger die gesamte Corona-Thematik, die für fast alle von uns neu ist, ebenfalls in erster Linie aus der Perspektive eines Virologen betrachten und dabei andere Aspekte aus dem Blickwinkel lassen. Nicht vergessen darf man bei der Analyse der großen Talkshows jedoch, dass es keine einzige im letzten Jahr geschafft hat, nur ein einziges Mal einen grundsätzlichen Kritiker der Corona-Politik einzuladen. Das ist blamabel. Man kann die Aussagen von Personen wie Sucharit Bhakdi, Angela Spelsberg oder Michael Ballweg durchaus kritisch sehen; sie in den großen Talkshowformaten aber vollständig zu tabuisieren und zu ignorieren, zeugt nicht gerade von einem erwachsenen demokratischen Diskurs.

Sind Lockdowns wirklich sinnvoll?

Jede politische Maßnahme zur Eindämmung der Pandemie stellt eine solche Abwägung dar. Es gibt keine Maßnahme, die keine Kollateralschäden mit sich bringt und die von allen wissenschaftlichen

Disziplinen und auf allen Betrachtungsebenen nur positiv oder nur negativ ist. Nehmen wir ein Extrembeispiel, um dies zu verdeutlichen: Es steht wohl außer Zweifel, dass eine Party in einem überfüllten, schlecht belüfteten Club ein sehr hohes Infektionsrisiko mit sich bringt. Aus rein virologischer Sichtweise müsste man also die Veranstaltungen sofort verbieten. Dem würden sicherlich die allermeisten Stammhörer des Drosten-Podcasts zustimmen.

Auf der ersten Differenzierungsebene wird die Abwägung jedoch schon ein wenig komplizierter. Ein Infektionsrisiko kann naturgemäß immer nur von jemandem ausgehen, der infiziert ist. Ob eine Schließung des Clubs einen gewünschten epidemiologischen Effekt bringt und wie groß dieser Effekt ist, hängt vom Infektionsgeschehen ab. Das kann man mit einem Auto-Scooter auf dem Rummelplatz vergleichen. Wenn Sie in einem Wagen sitzen und darauf aus sind, dass Sie kein anderer Fahrer rammt – also infiziert –, hängt der Erfolg maßgeblich davon ab, wie viele andere Fahrer – also potenziell Infizierte – noch ihre Kreise drehen. Gibt es keinen anderen Fahrer, ist das Risiko, gerammt zu werden, gleich null. Gibt es einen oder zwei andere Fahrer, haben Sie immer noch sehr gute Chancen, nicht gerammt – also infiziert – zu werden. Ist jedoch Hochbetrieb am Auto-Scooter, wäre es schon sehr unwahrscheinlich, dass Sie Ihre Runden bis zum Signal, das sie auffordert, einen neuen Chip in den Scooter zu stecken, unfallfrei zu Ende drehen können. Ähnlich verhält es sich mit dem Infektionsrisiko in einem Club. Wenn kein anderer Besucher infiziert ist, also die Inzidenz bei null liegt, besteht auch kein Infektionsrisiko. Je höher die Inzidenz bei den übrigen Besuchern ist, desto höher ist das Infektionsrisiko. Eine Bewertung dieser Maßnahme auf epidemiologischer Ebene hängt also vom Infektionsgeschehen ab. Insofern sind die Inzidenzregelungen, die in Deutschland seit dem Frühsommer 2020 als Auslöser bestimmter Maßnahmen Verwendung finden, an sich eine brauchbare Größe. Doch auch brauchbare Größen nutzen wenig, wenn sie falsch angewendet werden.

Wie wenig die Politik diese erste Differenzierungsebene verstanden hat, zeigt ein Zitat aus einer Ansprache der Bundeskanzlerin, in der sie das Volk auf den zweiten Lockdown vorbereitet hat. Dort sagte sie – immerhin eine studierte Naturwissenschaftlerin – wörtlich[4]: »Das Gebot der Stunde heißt Kontakte reduzieren.« Diesen Satz wird wohl kein Epidemiologe so unterschreiben wollen. Schließlich kann es nicht darum gehen, sämtliche Kontakte zu reduzieren, sondern aus epidemiologischer Sicht muss es darum gehen, »Risikokontakte«, also Kontakte, die potenziell infektiös sind, zu unterbinden. Dieser kleine, aber feine Unterschied mag für die Virologenzunft uninteressant sein, da eine Reduktion aller Kontakte natürlich die Problemkontakte beinhaltet. Dies blendet jedoch die Kollateralschäden aus.

Was uns zur zweiten Differenzierungsebene führt. Da jede Maßnahme negative Auswirkungen mit sich bringt, müssen die Vorteile einer jeden Maßnahme nachweislich die Nachteile überwiegen. In der Medizin sagt man, die Therapie darf nicht schädlicher sein als die Krankheit selbst. Nehmen wir den überfüllten Club. Der Betreiber und die Mitarbeiter dieses Clubs haben ein ökonomisches Interesse daran, dass der Club nicht geschlossen wird. Auch die dort auflegenden DJs oder die Bands, die dort ihre Konzerte geben, oder die Licht- und Musiktechniker, die für die Instandhaltung des technischen Equipments sorgen, haben ein ökonomisches Interesse. Wenn man jetzt einmal volkswirtschaftlich etwas ausholt und die sogenannten indirekten und Zweitrunden-Effekte mit einbezieht, wird die Liste noch länger. Der Betreiber muss vielleicht seinen Autokauf abblasen, die Bardame kann sich das Restaurant nicht mehr leisten, der DJ muss den Urlaub absagen … so klein und unbedeutend eine Einzelmaßnahme sein mag, ihr volkswirtschaftlicher Effekt ist negativ.

Und die Wirtschaft ist natürlich nicht alles. Gerne vergessen werden bei solchen Abwägungen gerade die Faktoren, die nicht oder nur schlecht messbar sind. Lässt sich beispielsweise Lebensfreude messen? Welche Auswirkungen auf die Psyche hat es, wenn man über lange Zeit nicht mehr »abtanzen« kann? Wird man aggressiv? Oder depressiv? Welche Auswirkungen auf das soziale Leben hat es, wenn man über Monate hinweg mit seinen Freunden kein Bier trinken gehen kann? Wenn das Klönen, Schäkern, Flirten, Umarmen und Küssen wegfällt? Wenn man auf haptische Kontakte zu seinen Mitmenschen verzichtet? Und wie bewertet man am Ende diese »weichen Faktoren«, wenn es um das Abwägen einzelner Maßnahmen geht? Ginge es nur nach den Virologen, müsste man wohl in der Tat zu Zero Covid übergehen und alles dichtmachen. Aber müsste man dann bei der nächsten Grippe-Saison nicht auch alles dichtmachen?

Diese Fragen sind alles andere als profan, und je mehr Faktoren man in die Abwägung einbezieht, desto komplizierter wird es. Wer tanzt beispielsweise im Club? Angehörige der Risikogruppen wohl eher nicht. Nehmen wir mal der Einfachheit halber an, bei den Clubgängern handelt es sich um Männer und Frauen im Alter zwischen 20 und 29, die keine einschlägigen Vorerkrankungen aufweisen – schwer Herzkranke oder Menschen mit einem BMI über 40 gehören nun einmal eher selten zu den klassischen Clubgängern. Nach der im Kapitel »Ist die Angst vor Corona gerechtfertigt?« bereits ausgiebig vorgestellten Metastudie des Center for Global Development beträgt die Infektionssterblichkeit für die Clubgänger zwischen zwei Tausendstel (Frauen) und drei Tausendstel (Männer) Promille. Dass also durch das Schließen des Clubs auch nur ein einziges Menschenleben gerettet wird, ist so unwahrscheinlich, dass es sich kaum mathematisch berechnen lässt. Da würde die Schließung aller gerne von der Risikogruppe aufgesuchten Kaffeehäuser während der Grippe-Saison sicherlich mehr bringen.

Nun werden einige aufmerksame Leser einwenden, dass es schließlich nicht um die Clubgänger ginge, sondern um deren Kontaktpersonen. Was ist, wenn sich beispielsweise eine junge Altenpflegerin im Club ansteckt und die Infektion dann in ihr Altenheim trägt? Dieser Einwand ist einerseits korrekt, andererseits jedoch rabulistisch. Denn die Infektionen in Altenheimen haben primär nichts mit der Frage der Schließung der Clubs, sondern mit den Maßnahmen zu tun, mit denen man in Altenheimen eine Infektion verhindern soll. Leider wurden diese beiden unterschiedlichen Ebenen in der gesamten Debatte immer wieder zusammengeschmissen.

Mit Verweis auf »die Alten« lässt sich natürlich jede Maßnahme bis hin zur Schließung der Kitas »rechtfertigen«. Dass dies aber nur von der Frage ablenkt, warum der Staat keinen wirkungsvollen Schutz der Altenheime organisieren konnte, ist leider nur den Wenigsten klar.

Lockdowns sind ein Breitschwert und kein Skalpell. Während gezielte Maßnahmen minimalinvasiv Risikokontakte minimieren oder gezielt die Menschen schützen könnten, bei denen im Falle einer Infektion ein hohes gesundheitliches Risiko besteht, betreffen die Lockdown-Maßnahmen uns alle. Wenn die Politik zu so einer Ultima Ratio greift, sollte man doch meinen, dass es zumindest gesicherte Erkenntnisse darüber gibt, dass Lockdowns überhaupt eine nennenswerte Wirkung haben, mit der man die Kollateralschäden rechtfertigen könnte. Doch auch nach eineinhalb Jahren Corona ist die Studienlage zu diesem Thema alles andere als klar.

Mehr Schaden als Nutzen?

Wer sich näher mit der Nutzenbewertung von Lockdown-Maßnahmen beschäftigt, bekommt schnell ein Problem. Viele der Maßnahmen, die in Kombination meist als Lockdown bezeichnet werden, erscheinen vom gesunden Menschenverstand her zumindest auf der epidemiologischen Ebene schon sinnvoll. Nehmen wir die Ausgangssperren als Beispiel. Verfechter dieser Maßnahme argumentieren, dass dies verhindere, dass Menschen, die sich gerne am Abend mit ihren Freunden treffen würden, das Haus verlassen. Das erscheint oberflächlich betrachtet erst einmal sinnvoll. Jedoch vergisst diese Rechnung den Faktor Mensch.

So hatte beispielsweise Frankreich im Frühjahr 2021 einmal mehr eine landesweite Ausgangssperre von 21 bis 5 Uhr verhängt, und die Bars und Cafés waren ohnehin geschlossen. Der Mensch ist aber kein »Homo epidemiologicus«, sondern ein soziales Wesen. Ein Wesen, dass sich mit anderen Wesen treffen will, das – vor allem nach einem Jahr Corona – feiern, trinken und ein wenig Spaß haben will. Wie haben die Franzosen also auf die Ausgangssperre reagiert? Ganz einfach, man hat sich mit Freunden in einer Wohnung getroffen und die Nächte durchgefeiert. Schließlich verstieß man nicht gegen die Ausgangssperre, wenn man vor 21 Uhr seine Freunde besuchte und erst nach 5 Uhr morgens wieder nach Hause ging. Also traf man sich privat, oft in großen Gruppen, trank Alkohol, natürlich ohne Hygienekonzept und AHA-Regeln. Ein Karl Lauterbach würde wohl einen mittleren Nervenzusammenbruch bekommen. Und was war das Ergebnis? Die Inzidenz sank durch die Ausgangssperre nicht etwa, sondern verharrte auf dem Niveau von vor der Verschärfung der Maßnahmen[5]. So pendelte sich die Inzidenz in Bordeaux beispielsweise trotz schönem Frühlingswetter im April 2021 bei etwas über 200 ein.

Eine viertel Autostunde hinter der französischen Grenze und nicht weit von Bordeaux entfernt konnte man im spanischen San Sebastián das genaue Gegenteil beachten. Dort gab es keine Ausgangssperre, und die Außengastronomie war wieder geöffnet. Die Menschen trafen sich in der Altstadt, saßen – unter Einhaltung der Abstandsregeln – unter freiem Himmel an den Tischen der Cafés, Restaurants, Tapas-Bars und Bodegas und freuten sich des Lebens. Und gleichzeitig sanken die Inzidenzen. Ein Widerspruch? Keinesfalls. Schließlich dürfte sich mittlerweile auch außerhalb virologischer Expertenzirkel herumgesprochen haben, dass die meisten Infektionen über Aerosole stattfinden und die nun einmal in geschlossenen Räumen viel eher zu einer Infektion führen als unter freiem Himmel. Hinzu kommt, dass kein einziges »Super-Spreading-Ereignis« bekannt ist, das unter freiem Himmel stattgefunden hätte.

So haben die Maßnahmen in Frankreich letzten Endes dazu geführt, dass die Menschen sich nicht epidemiologisch schlau unter freiem Himmel auf ein Glas Wein getroffen haben, sondern sich epidemiologisch weniger schlau dicht gedrängt in Wohnungen versammelt und dabei vielleicht noch die Fenster geschlossen haben, um mit dem Lärm keine Flics auf den Plan zu rufen. Das Gegenteil von gut ist nun mal oft gut gemeint, und so manche Maßnahme hat selbst aus epidemiologischer Sicht mehr Nachteile als Vorteile.

Will man die unter dem Begriff Lockdown zusammengefassten Maßnahmen in der Summe wissenschaftlich bewerten, spielen solche oftmals kontraintuitiven Details eine große Rolle. Sämtliche Zahlenvergleiche zeigen nämlich, dass es keine klare Korrelation zwischen der Härte der Lockdowns und den Infektionszahlen gibt. Problematisch bei der Bewertung ist dabei jedoch, dass Epidemien dazu neigen, wellenförmig zu verlaufen. Und das ist nicht nur bei Corona so. Auch bei Epidemien mit Influenza-, Rota- oder Noroviren verläuft das Infektionsgeschehen stets wellenförmig; nur, dass bei den anderen Viren kein Mensch auf die Idee käme, dass ein Lockdown dafür verantwortlich ist. So muss immer die Frage gestellt werden, ob das Sinken der Inzidenzwerte nach einem Lockdown überhaupt kausal mit den Maßnahmen in Verbindung steht. Der im Frühjahr 2020 noch als Benchmark für das Infektionsgeschehen angesehene R-Wert sank beispielsweise bereits, bevor die Bundesregierung den ersten Lockdown verhängte. Wäre er womöglich auch ohne Maßnahmen weiter gesunken?

Diese Fragen können die Studien nicht beantworten, die zu dem Ergebnis kommen, dass die Lockdown-Maßnahmen einen positiven Effekt auf das Infektionsgeschehen haben. Um hier zu belastbaren Aussagen zu kommen, müsste man zwei Regionen oder Länder miteinander vergleichen, die sich im Optimalfall lediglich durch den Härtegrad der Lockdown-Maßnahmen unterscheiden, und dann einen Blick auf die Infektionen und die Todesfälle werfen.

Mit diesem Ziel startete eine viel beachtete Studie von Wissenschaftlern rund um den Stanford-Forscher John Ioannidis. Ioannidis ist ein Star unter den Gesundheitsstatistikern und hat sich in der Frühphase der Pandemie mit einem kritischen Aufsatz in dem Fachmagazin *Stat*[6] sehr verdient gemacht, in dem er vollkommen zu Recht die fehlende Evidenz der Lockdown-Maßnahmen kritisierte. Seine Vergleichsstudie zur Wirksamkeit der Lockdown-Maßnahmen[7] weist jedoch einige methodische Schwächen auf. So verglichen er und seine Kollegen die Maßnahmen und Infektionszahlen in Ländern mit harten Maßnahmen wie Deutschland, Italien oder Frankreich mit Ländern mit geringen Maßnahmen wie Schweden oder Südkorea. Nun lässt sich aber Italien aus vielen Gründen nicht mit Schweden und kein Land mit Südkorea vergleichen, das im Grund eine epidemiologische Insel ist, da die einzige Landesgrenze zu Nordkorea hermetisch abgeriegelt ist. So wurde die Studie in der Fachwelt gleich kritisiert – man habe hier »Äpfel mit Birnen verglichen«. Und dieser Vorwurf ist nicht einmal falsch.

Das heißt jedoch nicht, dass die Aussagen der Studie falsch sind. Es ist jedoch sehr schwer, geeignete Untersuchungsobjekte zu finden, wenn fast alle Länder mehr oder weniger gleichförmige Lockdowns verabschieden. Eine Ausnahme bilden hier die USA, wo zahlreiche Maßnahmen der Entscheidungshoheit auf Bundesstaatebene unterliegen. Und hier kommt man zu erstaunlichen Ergebnissen.

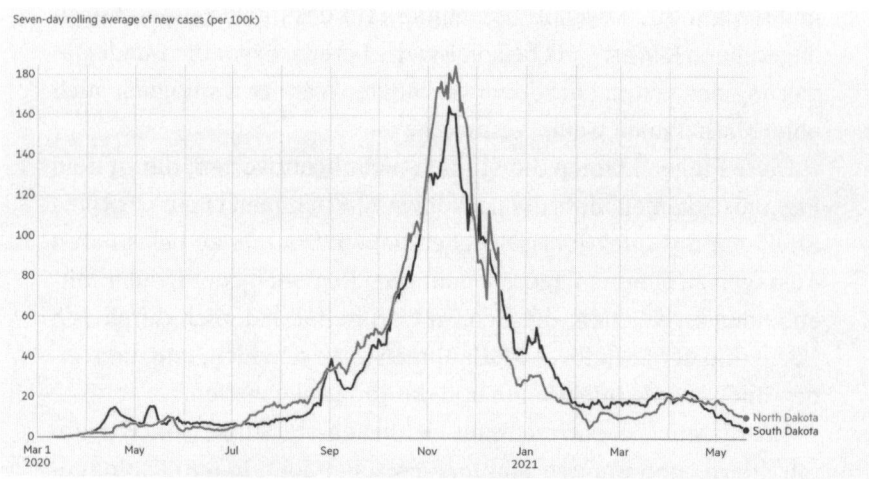

Bestätigte Covid-19-Fälle in Nord- und Süddakota
Quelle: Corona-Chart-Tool der Financial Times, 2021

Die zwei Bundesstaaten North und South Dakota sind hervorragend geeignet für eine Vergleichsanalyse. Beide Staaten weisen annähernd die gleichen sozioökonomischen, geografischen und klimatischen Verhältnisse auf und sind zudem benachbart, sodass sie die regional oft zeitlich sehr unterschiedlichen Infektionswellen gleichzeitig durchmachten. Der große Unterschied: Während South Dakota so gut wie keine Maßnahmen angeordnet hat, Bars, Restaurants und Einzelhandelsgeschäfte offen blieben und es dort keine Maskenpflicht gab, schloss North Dakota die Gastronomie und den Einzelhandel, verhängte Reise-Restriktionen, und ab November galt dort eine staatsweite Maskenpflicht. In den Infektionszahlen lassen sich diese Unterschiede jedoch nicht erkennen. Sie verlaufen in beiden Staaten nahezu parallel, wenn man genauer hinschaut, sieht man sogar, dass die Kurve des restriktiveren Staates North Dakota ein wenig über der des liberaleren South Dakota liegt. Auch der Verlauf der Sterbefälle ist nahezu identisch, nur dass hier die Kurve für South Dakota um Nuancen über der des Nachbarstaates liegt.

Ein sehr ähnliches Bild erhält man, wenn man sich auf der Landkarte der USA ein wenig weiter nach Süden bewegt. Dort liegen die Staaten Kansas, Missouri und Nebraska. Während das von einer demokratischen Gouverneurin regierte Kansas mit die schärfsten Maßnahmen in den gesamten USA verhängte, gehörten die von republikanischen Gouverneuren regierten Nachbarstaaten Missouri und Nebraska zu den Staaten mit den geringsten Einschränkungen –

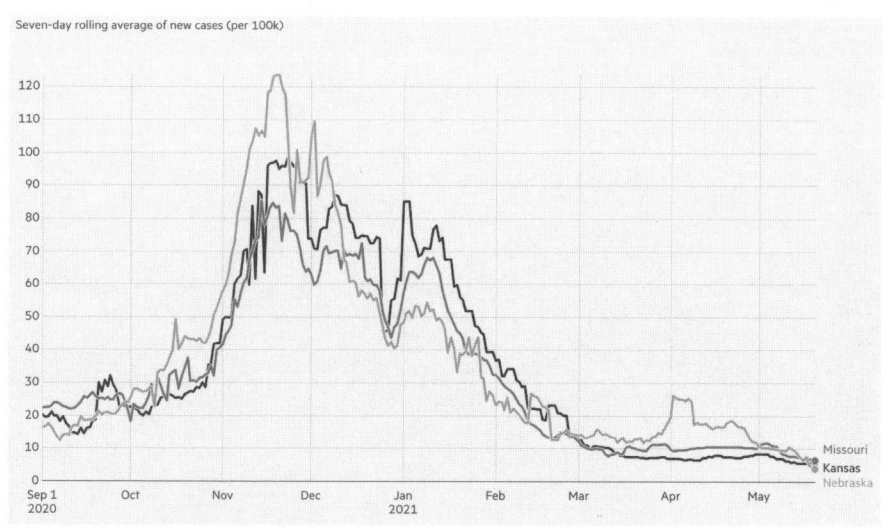

Bestätigte Covid-19-Fälle in Kansas, Missouri und Nebraska
Quelle: Corona-Chart-Tool der Financial Times, 2021

in beiden Staaten gab es nie eine Maskenpflicht oder Ausgangssperren, beide ließen die Kindergärten geöffnet, und in Nebraska hatten die Gastronomie und der Einzelhandel durchgängig geöffnet. Nennenswerte Unterschiede bei den Infektionen gab es in den drei Staaten jedoch nicht. Und bei den Sterbezahlen gibt es kaum Unterschiede, wobei hier der restriktivere Staat Kansas sogar ein wenig die Nase vorn hat.

Dass Lockerungen nicht zwingend zu einem Anstieg der Infektionen führen müssen, zeigt ein Blick auf den Bundesstaat Texas. Dort kündigte Gouverneur Greg Abbot am 2. März 2021 vollmundig an[8], Texas sei ab jetzt »zu 100 Prozent offen«. Per Dekret setzte Abbot sämtliche geltenden Corona-Beschränkungen aus, wodurch alle Geschäfte, Bars und Clubs öffnen und ohne Maske und Mindestabstand betreten werden konnten. Was nach lauterbachscher Lesart eigentlich zu einem Explodieren der Fallzahlen hätte führen müssen, hatte in der Realität den genau entgegengesetzten Effekt. Schaut man sich die Infektionskurve an, könnte man sogar denken, dass die Infektionen »durch« die Öffnung zurückgegangen sind. Aber das ist

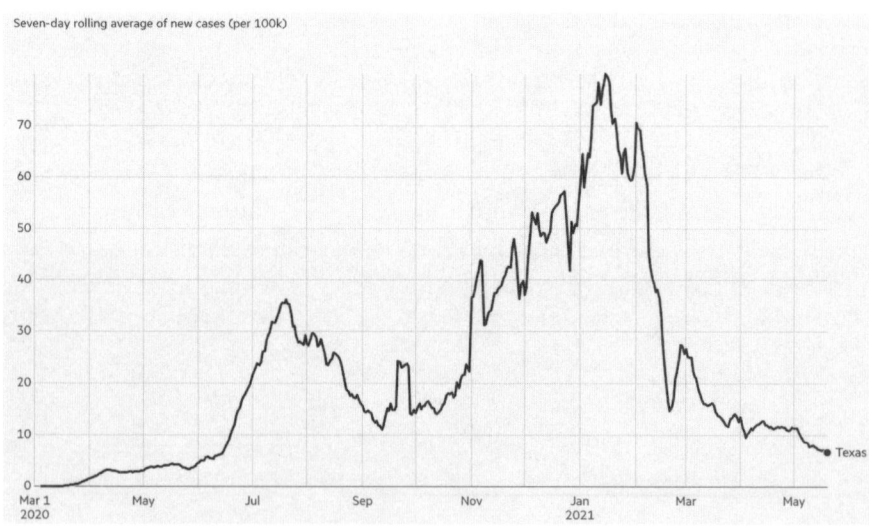

Bestätigte Covid-19-Fälle in Texas
Quelle: Corona-Chart-Tool der Financial Times, 2021

natürlich ebenso unwahrscheinlich, wie der Umstand, dass die Infektionen in Deutschland im Frühjahr 2020 »durch« den Lockdown zurückgegangen sind. In beiden Fällen war es wohl eher der Frühling, der eine ohnehin abnehmende Infektionswelle zusätzlich hat brechen lassen – von vereinzelten Cluster-Ausbrüchen à la Tönnies einmal abgesehen, die jedoch in Summe keine sonderlich hohen Infektionen oder gar schwere Erkrankungsverläufe mit sich brachten.

Während die unterschiedlichen Härten der Lockdown-Maßnahmen auf US-Staatsebene förmlich zu Vergleichsanalysen einladen, bietet Europa diese Möglichkeit nicht – hier gibt es nämlich keine so großen Unterschiede, und wenn es sie mal gab oder gibt – wie zum Beispiel zwischen dem liberalen Schweden und seinen restriktiveren Nachbarländern Norwegen und Finnland –, sind die Länder anhand der anderen Faktoren nicht sinnvoll zu vergleichen. Vergleiche kann man hier höchstens auf regionaler Ebene anstellen, so zum Beispiel rund um den Öresund, der die dänische Insel Seeland mit der Hauptstadt Kopenhagen von der schwedischen Provinz Schonen mit den Großstädten Malmö und Helsingborg trennt.

Hier kommt die dänische Region Hovedstaden mit Kopenhagen mit seinen 1,8 Millionen Einwohnern während der bisherigen (Stand 22. Mai 2021) Pandemie auf 128 000 Infizierte, während die schwedische Region Schonen mit ihren 1,3 Millionen Einwohnern auf 152 000 Infizierte kommt. Das ist zwar mit circa 18 Prozent mehr, aber sicher nicht so viel mehr, wie man anhand der deutlichen Unterschiede bei der Härte der Lockdown-Maßnahmen erwarten könnte. Während der Lockdown in Schweden eher homöopathischer Natur war, hatte Dänemark zeitweise sogar nicht nur die Gastronomie und den Einzelhandel, sondern auch seine Grenzen zum Ausland geschlossen. Wenn man sich nur die Sterbezahlen anschaut, liegt das schwedische Schonen mit 173 Covid-19-Toten pro eine Million Einwohner sogar leicht vor dem dänischen Hovedstaden mit 192 Covid-19-Toten pro eine Million Einwohner.

Auch wenn ein Vergleich zwischen Deutschland und Schweden eigentlich aufgrund der unterschiedlichen Siedlungsstruktur und der geografischen Faktoren nicht sehr zielführend sein kann, lassen die fortwährenden Kampagnen der deutschen Medien über das angebliche »Versagen des schwedischen« Weges dem Autor dieses Buches leider keine andere Wahl, als zumindest kurz doch noch darauf einzugehen. Die Ergebnisse sind nämlich bemerkenswert.

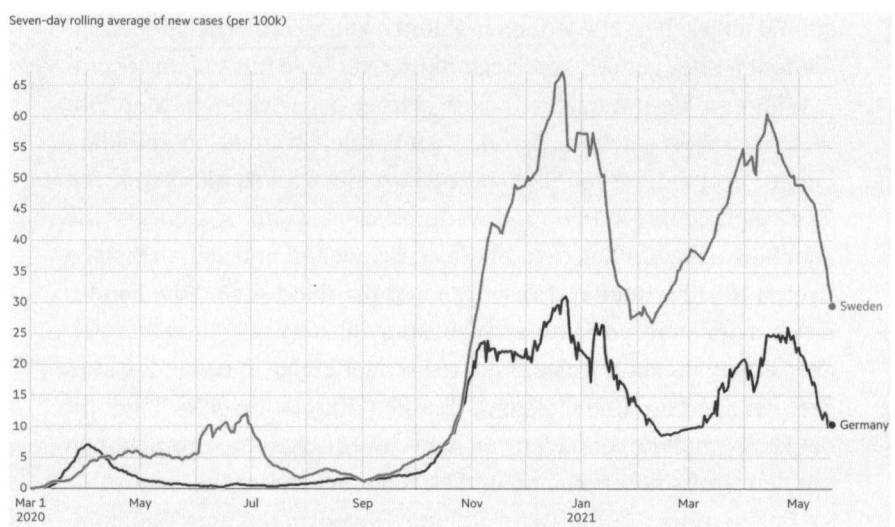

Seven-day rolling average of new cases (per 100k)

Bestätigte Covid-19-Fälle in Deutschland und Schweden
Quelle: Corona-Chart-Tool der Financial Times, 2021

Schaut man sich nur die Infektionen an, ist man fast geneigt, den Leitartiklern Recht zu geben. Vor allem in der sogenannten zweiten Welle im Winterhalbjahr 2020/2021 haben sich in Schweden in Relation zur Bevölkerungszahl wesentlich mehr Menschen mit dem Coronavirus infiziert als in Deutschland. Blickt man jedoch auf die Sterbezahlen, lässt sich dieses Bild nicht bestätigen. Hier ist auffällig, dass während der ersten Welle Schweden einen ungleich höheren Blutzoll zu entrichten hatte. Der Grund dafür ist heute bekannt. Schweden hat beim Schutz der Risikogruppen auf ganzer Ebene versagt. Das Virus konnte sich im Frühjahr 2020 nahezu problemlos in den kaputtgesparten Alten- und Pflegeheimen ausbreiten und hat reihenweise zu Masseninfektionen in diesen Einrichtungen geführt und dort Menschenleben gefordert.

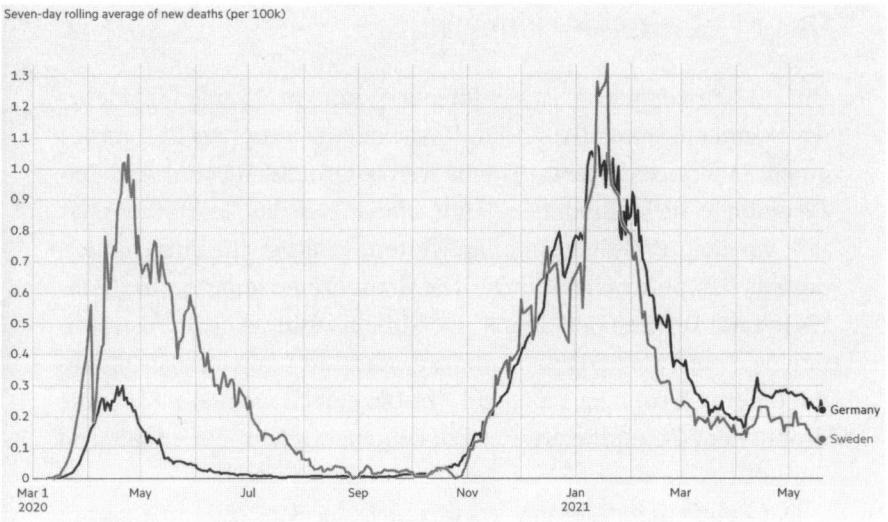

Seven-day rolling average of new deaths (per 100k)

Germany
Sweden

Deutschland und Schweden: Todesfälle, die Covid-19 zugeschrieben werden
Quelle: Corona-Chart-Tool der Financial Times, 2021

Für die zweite Welle gilt dies jedoch nicht. Hier verläuft die Kurve
bei den Sterbezahlen nahezu identisch mit der Kurve in Deutschland, wobei der Trend ab Februar 2021 trotz wesentlich höherer Infektionszahlen unter dem Trend in Deutschland liegt. Den banalen
Grund für diese Diskrepanz hat der in Schweden lebende deutsche
Journalist Henning Rosenbusch am 19. Mai 2021 ausführlich auf
den NachDenkSeiten erklärt[9]. Schweden hat ab November 2020
durchweg nahezu doppelt so viel getestet wie Deutschland. Dies
führte bei nahezu gleicher Positivquote der Tests natürlich zu einer
Entkoppelung der Inzidenzen und Infiziertenzahlen zwischen den
beiden Ländern und zu einer Entkoppelung der Inzidenzen von den
Sterbefällen. Oder um es ein wenig zuzuspitzen: Schweden hat im
Grunde mit seinen Massentests den Nebel der Dunkelziffer gelich-
tet.

Das Mysterium Inzidenzwert

Um dies zu verstehen, ist ein kleiner Exkurs in Sachen »Inzidenzwert« und ein wenig Grundschul-Mathematik nötig. Als Corona vor einem Jahr noch ein neues Thema war, begründeten Politik und Epidemiologie die Maßnahmen damit, man müsse das Gesundheitssystem vor dem drohenden Kollaps retten. »Flatten the curve«, hieß damals das politische Mantra. Die Schreckensszenarien der Politik-Berater Drosten (»Mehr als eine Million zusätzliche Intensivpatienten«)[10] und Meyer-Herrmann (»Hunderttausende Intensivpatienten innerhalb weniger Monate«)[11] traten jedoch nicht ein. Bis heute drohte dem Gesundheitssystem zu keinem Moment nur annähernd der Kollaps.

Die Politik schaltete um. Fortan hieß das Motto »Der Hammer und der Tanz«[12] – ein Modell, das übrigens nicht auf Epidemiologen, sondern auf einen IT-Blogger zurückgeht. Es wurde viel gehämmert und wenig getanzt, und nachdem die Kapazitäten des Gesundheitssystems kein Thema mehr waren, mussten neue »Indikatoren« her. Geboren war der sogenannte R-Wert, der nichts anderes als das Wachstum der Infiziertenzahlen – bemessen an den positiven durchgeführten PCR-Tests – aussagt. Spätestens im Sommer 2020 war jedoch auch dieser Indikator unbrauchbar, da bei einem niedrigen Infektionsgeschehen schon lokale Cluster wie der in der Fleischfabrik von Tönnies den R-Wert förmlich explodieren lassen. Und warum sollte man eine Schule in Garmisch schließen, wenn sich in Gütersloh die Mitarbeiter einer Fleischfabrik infizieren?

Wann genau der Begriff »Inzidenzwert« in die politische Debatte Einzug hielt, lässt sich heute schwer sagen. Der erste Treffer im Archiv des *Spiegels* ist ein Beitrag vom 17. September 2020[13], in dem es damals um die Frage ging, ob die Bundesliga ihre Spiele vor Zuschauern austragen könne. Die Maßnahmen von Bund und Ländern wurden erstmals im November 2020 mit diesem Wert begründet. Und wie wir heute wissen, war dies der Beginn des aktuellen Dauerlockdowns, der fortan an ebendiesen Wert gekoppelt sein sollte.

Doch was ist eigentlich der »Inzidenzwert«? Die Erklärung ist sehr einfach. Dieser Wert beschreibt, wie viele Menschen im Verhältnis zur Gesamtbevölkerung in einem bestimmten Zeitraum positiv mittels der PCR-Methode auf das SARS-Cov-2-Virus getestet wurden. Nicht mehr, aber auch nicht weniger.

Der Inzidenzwert gibt keine Auskunft darüber, ...

- wie viele Menschen erkrankt sind;
- wie viele Menschen aus der Risikogruppe sich infiziert haben;
- ob sich verglichen mit einem anderen Zeitraum mehr oder weniger Menschen infiziert haben.

Der Inzidenzwert ist nicht geeignet, um ...

- Aussagen zum Infektionsgeschehen zu machen;
- Aussagen zum Krankheitsgeschehen zu machen;
- das Infektions- oder Krankheitsgeschehen räumlich zu vergleichen;
- das Infektions- oder Krankheitsgeschehen zeitlich zu vergleichen.

Anders als beispielsweise die Positivquote der PCR-Tests sagt der reine Inzidenzwert nichts darüber aus, wie sich die relative Zahl der Infektionen entwickelt. Das Hauptproblem des Inzidenzwerts ist, dass eine wichtige Variable bei der gesamten Bestimmung keine Rolle spielt: Und zwar die der Zahl der Tests. Dazu ein kleines Rechenbeispiel.

In den Städten Villarriba und Villabajo leben jeweils 10 000 Menschen, von denen 10 in der zu betrachtenden Zeitperiode mit dem SARS-Cov-2-Virus infiziert sind und bei einem PCR-Test ein positives Ergebnis haben würden. Der Bürgermeister von Villarriba entscheidet sich, mit einer Testoffensive 50 Prozent der Bewohner zu testen. Sein Amtskollege in Villabajo hält nicht viel von Massentests und lässt nur 10 Prozent der Bevölkerung testen. Nach Adam Riese werden in Villarriba bei den Tests gemäß der Wahrscheinlichkeitsrechnung fünf Bewohner positiv getestet. Das Dorf hat fünf positive Fälle auf 10 000 Bewohner, was – wenn der betrachtete Zeitraum eine Woche beträgt – einer Inzidenz von 50 entspräche. Läge Villarriba in Deutschland, müssten sich die Bewohner wohl auf einen harten Lockdown einstellen.

Und wie sieht es nebenan in Villabajo aus? Da man dort weniger testet, kommt man nur – im statistischen Mittel – auf einen positiven Test, was umgerechnet einer Inzidenz von 10 entspräche. Während Villarriba das öffentliche Leben herunterfahren muss, feiert man in Villabajo bereits wieder. Und das, obwohl beide Dörfer in unserem Beispiel exakt das gleiche Infektionsgeschehen haben!

Dieses Beispiel zeigt nicht nur, warum es in Schweden und Deutschland so unterschiedliche Infiziertenzahlen gibt und warum die Sterbezahlen dennoch annährend gleich sind. Es zeigt vor allem, dass der Inzidenzwert als Bemessungsgrundlage für Lockdown-Maßnahmen völlig ungeeignet ist. Lassen Sie es mich zuspitzen: Wenn ein Bürgermeister oder Landrat den Inzidenzwert drücken will, so gäbe es dafür ein ganz einfaches Instrument: weniger testen. Denn der Inzidenzwert korreliert zwar mit der Zahl der Infizierten, wenn die Zahl der Tests konstant ist. Er korreliert aber zudem mit der Zahl der Tests, wenn die Zahl der Infizierten konstant ist.

Seit Einführung der Schnelltests ist der Inzidenzwert sogar noch wertloser geworden. Schnelltests gehen nämlich – anders als die PCR-Tests – nicht in die Berechnung des Inzidenzwertes ein. Das wäre nicht weiter tragisch. Problematisch ist jedoch, dass die allermeisten positiven Schnelltests indirekt dann doch wieder in die Berechnung eingehen. Grund dafür ist, dass Menschen, bei denen der Schnelltest positiv ausfällt, aufgefordert werden, dieses positive Ergebnis mit einem PCR-Test zu bestätigen. In der Statistik würde man in diesem Fall davon sprechen, dass die Stichprobe sich verändert. Zwar sind die Schnelltests alles andere als zuverlässig, aber man kann natürlich davon ausgehen, dass dennoch die meisten Schnelltest-Positiven auch PCR-positiv sind. Das ist alles durchaus löblich, wenn es darum geht, möglichst viele Infizierte zu erkennen, sodass sie freiwillig oder durch Zwang ihre Kontakte stark herunterfahren und weniger Menschen anstecken. Da durch dieses Verfahren jedoch die Positivquote und damit die Treffsicherheit der Tests steigt, steigt naturgemäß die Inzidenz. Es gilt: Je mehr und je zielgenauer wir testen, desto höher die Inzidenz – unabhängig vom Infektionsgeschehen.

Vor allem durch die Verbreitung von Schnelltests in Kindergärten und Schulen rückt dabei eine Gruppe ins Visier der Testungen, die vorher dort kaum auftauchte – Kinder und Jugendliche. In diesen Altersgruppen verläuft die Infektion in den allermeisten Fällen symptomfrei oder sehr milde, wurde bislang überhaupt nicht erkannt und konnte so nicht in die offiziellen Zahlen eingehen. Wenn wir von der Dunkelziffer der Infizierten sprechen, so geht es dabei in erheblichem Maße um Kinder und Jugendliche. Nun wird aber mittels der Schnelltests vorselektiert. Dass man dann im Ergebnis auf höhere Inzidenzen in dieser Altersgruppe kommt, ist nicht verwunderlich. Ein Wunder wäre es vielmehr, wenn es andersrum wäre.

Wenn man einen Blick auf die Altersinzidenzen des Robert Koch-Instituts[14] wirft, wird dieser Zusammenhang klar. So lag während der gesamten ersten Welle die höchste jemals vom RKI gemeldete Inzidenz für die Altersgruppe der unter 14-Jährigen bei 11,6, und dies war in der 14. Kalenderwoche 2020. Zum Vergleich: Die Inzidenz der über 90-Jährigen lag in dieser Zeit bei 151. Und das ist nur logisch. Im Frühjahr 2020 baute man die Massentest-Kapazitäten erst auf und kam gar nicht auf die Idee, massenhaft Kinder zu testen, die weniger gefährdet sind. Man hat lieber die Alten getestet, die an der Krankheit sterben können. Dagegen ist gar nichts einzuwenden. Doch leider haben die Gesundheitsämter diese Praxis nicht beibehalten. Spätestens im Frühjahr 2021 wurden nun auch massenweise Kinder getestet, und – welch Überraschung – plötzlich »explodierten« die Inzidenzen in dieser Altersgruppe.

Wer in Kindergarten oder Schule mit einem Schnelltest positiv getestet wurde, wird mittels eines PCR-Tests nachgetestet, und wenn auch dieser Test positiv ausfällt – was meist der Fall ist –, geht dies in den Inzidenzwert ein und treibt ihn weiter nach oben. Rein formal ist dieses Verfahren korrekt; die Aussagekraft für die Lockdown-Frage bleibt jedoch im Dunkeln. Und da bei Kindern und Jugendlichen die

Infektion meist symptomfrei oder mit milden Symptomen verläuft, ist der Erkenntnisgewinn aus diesen Zahlen fragwürdig.

Eine steigende Inzidenz ist per se weder schlecht noch gut. Sie kann auf ein gestiegenes Infektionsgeschehen hindeuten. Sie kann aber einfach darauf hindeuten, dass mehr und besser – also zielgenauer – getestet wird. Als Indikator für die Frage, ob der Lockdown beendet, beibehalten oder gar verschärft werden soll, taugt sie jedoch überhaupt nicht. Denn warum sollte die Bevölkerung dafür bestraft werden, dass zielgenauer getestet wird?

Wenn es um die harten Folgen der Lockdown-Politik, die massiven Kollateralschäden und die schweren Eingriffe in die Grundrechte der Bevölkerung geht, kann man nicht mit derlei vagen und unzuverlässigen sowie nicht aussagekräftigen Werten arbeiten. Die einzigen Größen, die hier – mit viel Zugeständnis an die Lockdown-Fraktion – überhaupt infrage kämen, sind die Zahl der Toten und die Kapazitäten des Gesundheitssystems. Doch genau diese beiden Größen beziehen sich auf eine ganz andere Kennzahl – nämlich auf die Zahl der Infektionen innerhalb der Risikogruppen. Spezielle Maßnahmen, die hier ansetzen und möglichst wenig Kollateralschäden für den Rest der Bevölkerung mit sich bringen, wären also absolut zu begrüßen. Aber das wäre eben genau das Skalpell und nicht das brachiale Breitschwert, zu dem die Regierung mit ihren Maßnahmen greift.

Wir wollen euch beschützen

Ist es oberste Aufgabe eines Staates, seine Bürger zu beschützen? Oder ist der Schutz der durch die Verfassung garantierten Grundrechte die oberste Leitlinie politischen Handelns? Diese beiden Fragen wurden in der Debatte rund um die politischen Maßnahmen zur Eindämmung der Corona-Pandemie vielfach als Gegensatz gesehen. Vordergründig mag dies durchaus so sein. So wurden beispielsweise das Recht auf freie Berufsausübung, freie Bewegung und die Versammlungsfreiheit ganz offensichtlich im Rahmen der Corona-Maßnahmen eingeschränkt. Es gibt jedoch auch das Recht auf körperliche Unversehrtheit, das von der Politik gerne als Grundlage für die Einschränkung anderer Grundrechte im Rahmen der Corona-Maßnahmen ins Spiel gebracht wird.

Dieser Grundrechtskonflikt wird deutlich, wenn man sich den zweiten Absatz von Artikel 2 des Grundgesetzes anschaut. Dort heißt es:

Jeder hat das Recht auf Leben und körperliche Unversehrtheit. Die Freiheit der Person ist unverletzlich. In diese Rechte darf nur auf Grund eines Gesetzes eingegriffen werden.

Kluge Juristen leiten aus diesem im Grundgesetz verankerten »Recht auf Leben« nicht nur einen Schutz des Bürgers vor staatlichem Handeln ab, das Leben und Gesundheit der Bürger gefährdet, sondern statuieren daraus vielmehr eine Pflicht, aktiv tätig zu werden, wenn Leben und Gesundheit der Bürger durch Dritte gefährdet sind. In einer Formulierungshilfe[1] der Bundesregierung für die Fraktionen der Regierungsparteien heißt es wörtlich: »Um der staatlichen Schutzpflicht für Leben und Gesundheit zu entsprechen [...]

ist es erforderlich, eine bundesgesetzliche Grundlage zu schaffen.« An dieser Stelle müsste man natürlich bereits einhaken und die Frage stellen, ob es denn keine staatliche Schutzpflicht für die Opfer der indirekten Kollateralschäden gibt, die von den Corona-Maßnahmen verursacht werden. Zugespitzt: Ist das Leben des durch Covid-19 bedrohten Bewohners eines Pflegeheims wertvoller als das Leben eines Gastronomen, den die wirtschaftlichen Folgen des Lockdowns in den Suizid treiben? Diese Fragen wollen wir an dieser Stelle aber noch einmal zurückstellen und später ausführlich darauf eingehen.

In einer Ansprache spitzte Bundeskanzlerin Angela Merkel das Argument der Schutzpflicht sogar noch zu und erklärte[2] den »Gesundheitsschutz der Bürger« zu ihrer »obersten politischen Leitlinie«. Ihr Vize Olaf Scholz setzte in einem Interview mit der *Bild am Sonntag* sogar noch einen drauf und sagte[3], es sei »zynisch«, auch nur darüber zu diskutieren, »dass gesundheitliche Fragen hintanstehen und wirtschaftliche Fragen vorangehen sollten«.

Das sind schneidige Worte. Eine Politik, die die Gesundheit ihrer Bürger in den Mittelpunkt stellt und darüber sogar wirtschaftliche Interessen hintanstellt? Die Botschaft hör ich wohl, allein mir fehlt der Glaube. Auch ohne Corona sterben jeden Tag rund 2500 Menschen in Deutschland. Das ist normal. Der Tod gehört wie die Geburt zum Leben. Wenn man den Gesundheitsschutz der Bürger jedoch zur obersten politischen Leitlinie erklärt, muss man folgerichtig auch die Frage stellen, wie viele dieser Todesfälle durch politische Maßnahmen hätten verhindert oder besser gesagt nach hinten verschoben werden können. Die Antwort auf diese Frage könnte Sie, liebe Leserinnen und Leser, jedoch verunsichern.

Woran sterben die Menschen?

Wer in Deutschland stirbt, hat in der Regel ein langes Leben hinter sich. Im Jahre 2019 betrug[4] das mittlere Alter der Verstorbenen in Deutschland 81,9 Jahre – bei Männern waren es 79,2 Jahre, bei

Frauen 84,6 Jahre. Das war übrigens nicht immer so. Zu Beginn der Berechnungen des Statistischen Bundesamts im Jahre 1952 lag das mittlere Sterbealter noch bei nur 69,3 Jahren. In der jungen Bundesrepublik starb man also im Schnitt mehr als zehn Jahre früher als heute.

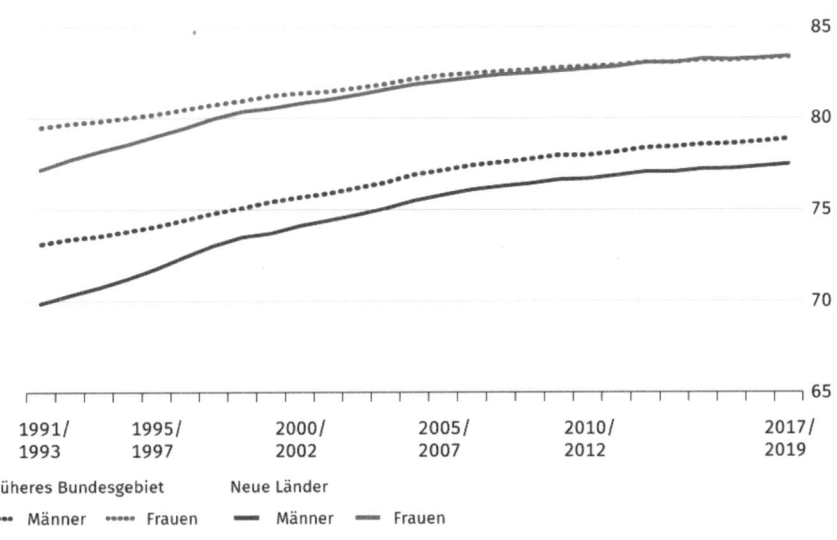

Lebenserwartung bei Geburt
Quelle: Statistisches Bundesamt, 2020

Interessant ist in diesem Zusammenhang allerdings auch, dass das mittlere Sterbealter vor Corona sogar noch etwas niedriger war als das mittlere Sterbealter der an oder mit Corona Verstorbenen, das Ende Mai 2021 vom RKI mit 84 Jahren angegeben wurde[5]. Es ist also anzunehmen, dass in den Durchschnittswerten der langjährigen Entwicklung auch die Corona-Jahre 2020 und 2021 keine merkliche Delle nach unten markieren werden.

Während das Sterbealter eine klare und unstrittige Größe ist, sieht dies bei der Frage der Todesursachen schon ganz anders aus. Die Frage, ob jemand nun mit oder an einer bestimmten Krankheit gestorben ist, ist alles andere als banal, und auch dieses Problem geht weit über Covid-19 hinaus. Entscheidend ist hierbei immer, aus welcher Perspektive man die Sache betrachtet. So stirbt streng genommen beispielsweise niemand »vom Rauchen«. Gemeint ist hiermit vielmehr, dass man durch das Rauchen ein bestimmtes Krankheitsbild, wie einen Lungenkrebs oder eine Verengung der Herzkranzgefäße, bekommt, das dann wiederum zum Tod führt. Und auch hier könnte man noch beckmesserisch anmerken, dass auch niemand am Krebs stirbt, sondern an Körperfehlfunktionen, wie beispielsweise einem Multiorganversagen, die Folge einer Krebserkrankung sind. Die Frage, was ursächlich zum Tod geführt hat, ist daher entscheidend. Jedoch ist diese Frage gleichzeitig auch diejenige, die am schwersten zu beantworten ist. Und dies gilt keinesfalls nur bei Covid-19.

Schaut man sich die offizielle Sterbestatistik des Statistischen Bundesamts[6] an, so stehen die Krankheiten des Herz-Kreislauf-Systems an erster Stelle der Todesursachen. Fünf der zehn häufigsten Einzel-Todesursachen sind diesem Bereich zuzuordnen. Rund 340 000 Menschen sterben jedes Jahr in Deutschland in Folge einer Kreislauferkrankung. Gleich dahinter kommen mit 230 000 Todesfällen die Krebsleiden oder, wie sie im Amtsdeutsch heißen, »bösartige Neubildungen«. Dies entspricht jedem vierten Todesfall. An dritter Stelle folgen dann die auch im Corona-Kontext viel diskutierten Erkrankungen des Atmungssystems, worunter meist Lungenentzündungen und Grippeerkrankungen fallen.

In Deutschland sterben die allermeisten Menschen durch Erkrankungen. Äußere Ursachen sind lediglich für rund 38 000 Todesfälle pro Jahr, also rund 4 Prozent der gesamten Todesfälle verantwortlich. Hierzu zählen Verkehrsunfälle (im Amtsdeutsch »Transportmittelunfälle«) mit rund 3 500 Fällen pro Jahr, Selbsttötungen (im Amtsdeutsch »Vorsätzliche Selbstbeschädigung«) mit rund 10 000 Fällen pro Jahr und Stürze mit rund 1500 Fällen pro Jahr. Die Todesursache »Tätlicher Angriff« ist mit 372 Fällen pro Jahr übrigens sehr selten. Pro Tag stirbt im Schnitt also gerade mal ein einziger Mensch in Deutschland durch einen »tätlichen Angriff« – auch hier hinkt die Realität der Fiktion aus Film und Fernsehen meilenweit hinterher.

Bagatellisieren sollte man diese Zahlen jedoch nicht. Zwischen Mitte Mai und Ende Oktober des Corona-Jahres 2020 starben statistisch jeden Tag immerhin mehr Menschen an Sturzverletzungen als durch Corona. Im Sommer 2020 war die Wahrscheinlichkeit, bei einem Sturz ums Leben zu kommen, sogar 15-mal so hoch wie an Corona zu sterben. Von einer Helmpflicht beim Fensterputzen und Dachrinnenreinigen war jedoch nie die Rede.

Warum auch? Im Vergleich zu den wirklich signifikanten Todesursachen spielen weder das Heimwerken noch die Raserei auf der Autobahn oder Schießereien im Gang-Milieu eine nennenswerte Rolle. Und auch die Gefahr durch Viren und Bakterien ist überschaubar, wenn man sie mit den wirklichen Massenmördern unserer Tage ins Verhältnis setzt. Doch diese Massenmörder gehören dummerweise zu unserer Kultur und werden zwar mittlerweile als Gefahr anerkannt; da sie aber zu unserem Leben dazugehören, hält sich der politische Wille, hier den Gesundheitsschutz der Bürger als oberste politische Leitlinie zu interpretieren, doch in überschaubaren Grenzen.

Rauchen ist tödlicher als Corona

Allen voran die gute alte Zigarette hat in den Industrieländern mehr Leben auf ihrem Gewissen, als es sämtliche Viren und Bakterien zusammen jemals bewerkstelligen könnten. Jedes Jahr sterben nach Angaben[7] des Bundesgesundheitsministeriums in Deutschland über 127 000 Menschen an den Folgen des Tabakkonsums. Rund jeder achte Todesfall ist hierzulande somit durch das Rauchen bedingt, auch wenn es hier – ähnlich wie bei Corona – Probleme bei der Definition gibt. So stirbt selbstverständlich kein Mensch direkt »durch« das Rauchen. Rauchen ist jedoch der Hauptrisikofaktor für zahlreiche Krebsleiden, Herz-Kreislauf-Erkrankungen und chronische Erkrankungen der Atemwege. So strittig die Zuschreibung der Todesursache im Einzelfall sein mag, so unstrittig ist es, dass das Rauchen über die statistischen Feinheiten hinweg in den industrialisierten Gesellschaften die Todesursache Nummer eins ist.

127 000 Tote. Das sind jedes Jahr rund 50 Prozent mehr Menschen, als im Corona-Jahr 2020/2021 – laut Angela Merkel[8] die größte Herausforderung seit dem Zweiten Weltkrieg – an oder mit Corona verstarben. Jahr für Jahr. Hochgerechnet auf die Amtszeit der Kanzlerin sind dies über zwei Millionen Tote.

In Deutschland raucht laut Statistik[9] jeder Vierte über 15-Jährige. Damit liegt Deutschland ungefähr im Schnitt der EU-Staaten. Klassenbester ist hier Schweden mit einer Raucherquote von nur 7 Prozent. Schweden ist gleichzeitig das EU-Land mit der höchsten Lebenserwartung[10]. Ein schwedischer Mann hat laut Statistik[11] eine mehr als zwei Jahre höhere Lebenserwartung als ein deutscher Mann, und bei den Frauen liegt der Vorsprung sogar bei fast drei Jahren.

Woran liegt es, dass in Schweden so viel weniger Menschen zur Zigarette greifen als bei uns? Der Hauptgrund dafür dürfte in der restriktiven und bisweilen rigorosen Anti-Raucher-Politik zu finden sein. So ist in Schweden das Rauchen auf öffentlichen Plätzen generell verboten. Verkauf und Werbung sind streng reguliert, und über die Jahre hinweg hat sich in Schweden ein »raucherfeindliches« Klima entwickelt. Rauchen ist in Schweden mittlerweile verpönt. In Umfragen[12] begrüßten vor zwei Jahren 80 Prozent der Schweden eine weitere Verschärfung des Rauchverbots in der Öffentlichkeit.

Diese Unterschiede passen freilich nicht so ganz in das von den hiesigen Medien während des Corona-Winters 2020/21 aufgebaute Bild von den lockeren Schweden, die die Freiheit über die Volksgesundheit stellen und eine liberale Politik verfolgen. Im Gegenteil. Die Anti-Raucher-Politik der schwedischen Regierung wird im eigenen Lande vielmehr bei der liberalen Presse scharf kritisiert. So bezeichnete der Journalist Mattias Svensson in der Tageszeitung *Dagens Nyheter* das neue Gesetz als »autoritären Populismus«. Das gleiche Blatt gehörte paradoxerweise zu den eifrigsten Kritikern der vergleichsweise liberalen schwedischen Corona-Politik.

Offenbar werden die gesundheitlichen Gefahren durch das Rauchen und durch Corona in Deutschland und Schweden von der jeweiligen Politik vollkommen anders wahrgenommen. Während

Deutschland bei Corona zum »autoritären Populismus« neigt, ist dies in Schweden beim Thema Rauchen der Fall. Dort durfte man zwar zum Höhepunkt der zweiten Corona-Welle unmaskiert im Straßencafé sitzen; wer sich jedoch zum Kaffee eine Zigarette gönnen will, macht sich in Schweden strafbar.

Deutschland gehört indes beim Thema Rauchen zu den liberalsten Ländern der EU. Auf der aktuellen »Europäische Tabakkontrollskala«[13] nimmt Deutschland den letzten Platz der 36 teilnehmenden Länder ein. Seit Beginn dieser im Dreijahres-Takt von den Europäischen Krebsgesellschaften in Zusammenarbeit mit der EU-Kommission erstellten Vergleichsstudie findet sich Deutschland im Schlussfeld der Skala wieder. Nach Ansicht der Forscher weist Deutschland dabei in allen untersuchten Disziplinen massive Defizite auf.

So sei Deutschland das einzige Land in der EU, in dem Tabak-Außenwerbung auf Plakaten, Litfaßsäulen oder an Tankstellen erlaubt ist. Als letztes Land hatte Bulgarien 2016 die diesbezüglichen Gesetze ratifiziert[14]. Während in anderen Ländern nur Zigarettenschachteln einheitlich in brauner oder schwarzer Farbe in den Handel kommen dürfen, begnügt sich Deutschland mit dem von der EU ohnehin vorgeschriebenen Warnhinweisen. Während in anderen Ländern Zigaretten in den Verkaufsstellen nicht öffentlich ausgestellt, sondern nur auf spezielle Anfrage von den Verkäufern herausgegeben werden dürfen, sind sie in Deutschland gut sichtbar im Kassenbereich ausgestellt. Während in anderen Ländern in Gaststätten und Kneipen ein einheitliches Rauchverbot gilt, gibt es in Deutschland einen Flickenteppich mit Ausnahmen und Sonderregelungen. Während in anderen Ländern das Rauchen am Arbeitsplatz grundsätzlich verboten ist, gibt es in Deutschland branchenspezifische Einzelregelungen mit zahlreichen Ausnahmen.

»In Deutschland passiert nicht mehr als das gesetzliche Minimum«, so[15] die Berichterstatterin des Deutschen Krebsforschungszentrum, die an der Studie mitgewirkt hat. Noch härter geht die EU-Kommission mit der Bundesregierung ins Gericht. Die Bundesrepublik zähle zu den EU-Staaten, »die nicht den politischen Willen haben, um die Situation zu ändern«[16], so EU-Gesundheitskommissar

Vytenis Andriukaitis. Und da hat er wohl durchaus recht. Das letzte Mal, als die Bundesregierung auf Druck der EU hin einen Gesetzesentwurf zum Verbot von Tabakwerbung vorlegte, ist diese Initiative bereits gescheitert, bevor es im Bundestag überhaupt erst zu einer Beratung darüber kam.

Die Passivität der Bundesregierung hat eine lange Geschichte, und wenn es um den Schutz der Tabakwirtschaft geht, ist man in Berlin sogar bereit, internationale Abkommen zu brechen. Bereits im Jahre 2004 verpflichtete sich Deutschland gegenüber der Weltgesundheitsorganisation[17] beispielsweise, bis spätestens 2010 ein »umfassendes Verbot aller Formen von Tabakwerbung« zu erlassen. Passiert ist nichts. Zuletzt wurde dieses Gesetzesvorhaben mit sechsjähriger Verspätung 2016 in letzter Minute im Koalitionsvertrag von CDU/ CSU und SPD verbindlich vorgesehen. Die Unionsparteien schafften es jedoch einmal mehr, diese Initiative von der Regierungsbank aus zu verhindern. Schließlich habe »der mündige Bürger« doch das Recht, »sich frei eine Meinung zu bilden«, so damals der CDU-Fraktionschef Volker Kauder[18]. Erstaunlich; denn bei der gesamten Corona-Debatte hatte gerade die CDU überhaupt kein Problem damit, den ach so mündigen Bürger vor sich selbst schützen zu wollen.

Wie kommt es aber, dass ausgerechnet Deutschland, dessen Regierung ja nach eigenem Bekunden den Gesundheitsschutz der Bürger zu ihrer obersten politischen Leitlinie erklärt hat, in Sachen Rauchen derart liberal aufgestellt ist? Dass es dem »Tabakskollegium« in den Reihen der CDU nicht um den mündigen Bürger geht, sollte klar sein. Verfechter eines strengeren Raucherschutzes erwähnen in diesem Zusammenhang gerne die 14 Milliarden Euro, die der Staat jedes Jahr über die Tabaksteuer einnimmt. Doch so profan ist es dann doch nicht. Schließlich haben die Regierungsparteien auf anderen Politikfeldern auch keine Probleme damit, sehr großzügig auf Steuereinnahmen zu verzichten.

Anders als bei der Tabaksteuer, deren Einnahmen dem Bund zufließen, sitzen die größten Profiteure bei den indirekten Einnahmen aus dem Geschäft mit den Zigaretten in den notorisch klammen Kommunen. Über Jahrzehnte hinweg wurde hier gekürzt und privatisiert, was das Zeug hält. Öffentliche Toiletten, Bushaltestellen und andere öffentliche Einrichtungen werden heute in vielen Kommunen nicht mehr von der öffentlichen Hand, sondern von privaten Dienstleistern betrieben. Das kostet die Kommunen nichts und bringt sogar noch Geld ein, da man diesen Dienstleistern im Gegenzug das Recht überlassen hat, an diesen Einrichtungen und eigens für sie genehmigten Plakatwänden Außenwerbung zu vermarkten. Und wer ist in Deutschland bei Außenwerbung der Werbekunde Nummer eins? Die Tabakindustrie mit ihrem milliardenschweren Werbebudget. Und da jedes Bundestagsmandat in den Wahlkreisen von Lokal- und Kommunalpolitikern vergeben wird, stehen auch die Bundestagsabgeordneten unter Druck, den Kommunen diese Einnahmequelle nicht zu verbauen.

Um es ein wenig zuzuspitzen: Die Kommunen leben recht gut davon, ihre Bürger – und darunter auch und vor allem Jugendliche – mit Hochglanzplakaten zum Rauchen zu bewegen. Da mag es Finanzminister Olaf Scholz noch so zynisch finden, wenn »gesundheitliche Fragen hintanstehen und wirtschaftliche Fragen vorangehen sollten«. Beim Thema Rauchen folgt die Politik seit Jahrzehnten genau dieser zynischen Logik. Nur bei Corona soll nun alles anders sein? Und ausgerechnet die Schweden, denen man vom hohen Ross herab in Sachen Corona moralinsaure Belehrungen hat zukommen lassen, sollen in Sachen Rauchen genau diesen Zynismus vermissen lassen?

Betrachtet man nur die nackten Zahlen und lässt die Emotionen außen vor, muss man an dieser Stelle klar zugestehen, dass Schweden aus Sicht der Volksgesundheit einen stringenteren Kurs fährt als Deutschland. Aber wer betrachtet solche Fragen schon rein rational? Würden in Deutschland 80 Prozent der Bevölkerung ein Rauchverbot fordern und die Schweden mehr Angst vor Corona als vor Lungenkrebs haben, sähe wohl auch die Positionierung der jeweiligen Regierungen etwas anders aus.

Aber auch in Sachen Tabak ist in Schweden nicht alles Gold, was glänzt. Zwar ist dort das Rauchen verpönt, dafür greift der Schwede gerne zu seinem Snus, einem Lutschtabak, der in der EU lediglich in Schweden legal verkauft werden darf. Der ist zwar nicht ganz so schädlich wie Zigaretten, macht aber auch abhängig und kann Krebs erzeugen. Ein Verbot von Snus ist in Schweden jedoch nicht umsetzbar, da dies eine große Mehrheit ablehnt.

Verstehen Sie diese Zeilen bitte nicht als Appell an die Bundesregierung, nun bei der Bekämpfung des Rauchens eine ähnliche Vehemenz an den Tag zu legen, wie es bei Corona der Fall ist. Der Autor dieser Zeilen ist selbst Raucher und ist in diesem Punkt sehr froh, dass es hierzulande nicht ähnlich rigide Gesetze wie in Schweden gibt. Als erwachsener Mensch ist man selbst für seine Gesundheit verantwortlich, und es sollte nicht Aufgabe des Staates sein, hier mit der Verbotskeule zu schwingen. Anders sieht es freilich bei Präventionsmaßnahmen und den Freiheiten der Hersteller aus, ihre schädlichen Güter zu bewerben und zu vermarkten. Und gerade in diesem Punkt versagt die Politik in Deutschland auf ganzer Linie. Wie ernst kann man also die Schwüre nehmen, es ginge der Politik doch nur um unser gesundheitliches Wohl?

Erinnern wir uns an die bereits angesprochene umstrittene Studie[19] des *Deutschen Ärzteblattes*: Covid-19 kostete die deutsche Bevölkerung in einem Jahr in Summe 300 000 Lebensjahre. Vergleicht man nun die deutsche mit der schwedischen Lebenserwartung, kommt man auf das Ergebnis, dass die im Vergleich niedrigere Lebenserwartung in Deutschland sich auf mehr als zwei Millionen Lebensjahre summiert. So viel zum Thema Gesundheitsschutz als oberste politische Leitlinie – und es ist ja nicht nur das Rauchen, das langfristig der Volksgesundheit einen wesentlich größeren Schaden als alle Virenerkrankungen zusammen zufügt.

Fettleibigkeit – mit und ohne Corona ein Killer

Gleich hinter dem Rauchen ist die grassierende Fettleibigkeit in Deutschland die Todesursache Nummer zwei. An den Folgeerkrankungen von Übergewicht sterben nach Angaben der Deutschen Adipositas Gesellschaft[20] jedes Jahr rund 75 000 Menschen in Deutschland – und damit nur unwesentlich weniger, als während der gesamten Pandemie an oder mit Corona verstarben, wobei es in vielen Fällen nicht klar ist, ob Corona oder eben die Fettleibigkeit maßgeblich für das Dahinscheiden waren. Forscher der Universität Halle-Wittenberg beziffern die Todesopfer durch Fettleibigkeit in einer Studie[21] sogar auf 160 000. Fettleibigkeit – oder Adipositas, wie es medizinisch korrekt heißt – wird dabei für jeden zweiten Todesfall durch eine Herz-Kreislauf-Erkrankung als ursächlich angesehen und ist der entscheidende Auslöser für weitverbreitete Zivilisationskrankheiten wie Bluthochdruck oder Diabetes.

In Deutschland leben laut Deutscher Hochdruckliga[22] etwas 20 bis 30 Millionen Menschen mit einem zu hohen Blutdruck. Natürlich sollte man diese Zahl nicht unkritisch übernehmen, steht die Hochdruckliga doch durch ihre Verbindungen mit der Pharmaindustrie[23] unter akutem Lobbyismusverdacht. Nichtsdestotrotz ist unstrittig, dass Bluthochdruck eine gefährliche Zivilisationskrankheit ist und Übergewicht der mit Abstand größte Auslöser eines zu hohen Blutdrucks.

Ähnlich verhält es sich mit dem Diabetes. Hieran leiden in Deutschland rund acht Millionen Menschen. Jeden Tag kommen[24] 1 600 hinzu, das sind 600 000 Neuerkrankte pro Jahr. Für den Typ-2-Diabetes, der 95 Prozent aller Diabetes-Fälle ausmacht, ist Übergewicht der mit großem Abstand wichtigste Auslöser. Stündlich sterben hierzulande drei Menschen an Diabetes. Jedes Jahr erblinden 2 000 Menschen durch Diabetes, und jedes Jahr müssen 40 000 Amputationen wegen einer Diabetes-Erkrankung durchgeführt werden. Langjährig Erkrankte haben oft Nierenschäden und das Schlaganfall-Risiko steigt um das Doppelte bis Dreifache.

Herzinfarkt, Schlaganfall, Diabetes, Bluthochdruck, Arthrose, Gicht, Fettleber und sogar bestimmte Krebserkrankungen gelten laut WHO als Begleiterkrankungen der Adipositas, und die ist in Deutschland eine Volkskrankheit. Zwei Drittel der Männer und die Hälfte der Frauen in Deutschland sind übergewichtig, obgleich man auch hier die zugrunde liegenden Definitionen hinterfragen sollte, wäre doch auch jeder Kraftsportler übergewichtig, wenn man nur den Body-Mass-Index (BMI) zugrunde legt. Bei rund einem Viertel der Erwachsenen liegt der BMI jedoch über 30. Bei diesem Wert hört laut offizieller Definition das »Übergewicht« auf, es beginnt die »Fettleibigkeit«, und in diesem Bereich ist auch die Zahl der Kraftsportler überschaubar. Besorgniserregend ist in diesem Kontext vor allem die nach wie vor viel zu hohe Rate von dicken oder sogar fettleibigen Kindern – laut RKI sind mehr als 15 Prozent aller Mädchen und Jungen im Alter zwischen 3 und 17 Jahren übergewichtig und fast 6 Prozent leiden an Fettleibigkeit.

Diese Entwicklung ist nicht nur auf Deutschland beschränkt. Nach Angaben der WHO hat sich die Zahl weltweit in den letzten vier Jahrzehnten verzehnfacht. Wenn der gegenwärtige Trend anhält, werden bis 2022 mehr Kinder und Jugendliche fettleibig sein als mittelmäßig bis schwer untergewichtig[25]. Für Kinder und Jugendliche stellt Übergewicht damit eine weitaus höhere gesundheitliche Bedrohung dar als Covid-19, das bei ihnen in den allermeisten Fällen symptomfrei oder mild verläuft. Ginge es der Politik tatsächlich primär um die Gesundheit unserer Kinder, wäre es daher auch wesentlich sinnvoller, über die Kindergärten oder Schulen eine ausgewogene Ernährung zu gewährleisten, als die Kinder mit Masken zu malträtieren.

Die Gründe für die besorgniserregende Fettleibigkeit, vor allem bei Kindern und Jugendlichen, sind mannigfaltig. Es gibt gewaltige soziale Unterschiede – Kinder aus sozial benachteiligten Familien sind rund viermal häufiger stark übergewichtig als Gleichaltrige mit hohem sozioökonomischem Status[26]. Als Hauptursachen werden hierbei vor allem ein Mangel an Bewegung und auch eine schlechte, vor allem zu zucker-, salz- und fetthaltige Ernährung genannt. Für Erwachsene gilt dies übrigens spiegelbildlich. Auch hier gibt es eine soziale Komponente, und auch hier sind Bewegungsmangel und schlechte Ernährung die Hauptgründe für Fettleibigkeit.

Nun sind diese Faktoren nicht gottgegeben, und selbstverständlich hätte die Politik darauf einen Einfluss, wenn sie es denn nur wollte. Für eine Familie, die von Hartz IV leben muss, grenzt es beispielsweise trotz der zur Verfügung stehenden Zuschüsse an eine finanzielle Mammutaufgabe, den Kindern die Mitgliedschaft in einem Sportverein zu finanzieren. Und wer ernsthaft Wert auf eine ausgewogene und gesunde Ernährung der Kleinen legt, muss schon kräftige Einschnitte bei allen anderen Ausgaben einkalkulieren, und selbst das reicht vielfach nicht. Zucker, Salz und Fette sind nun einmal billig, und es ist ökonomisch durchaus verlockend, sich und seine Kinder mit industriell hergestellten Lebensmitteln zu ernähren – zumal diese Lebensmittel ja auch dank gigantischer Werbebudgets der Lebensmittelkonzerne sprichwörtlich in aller Munde sind und kontrafaktisch als »Qualitätsprodukte« wahrgenommen werden.

Eine im Fachmagazin *The Lancet* erschienene Studie[27] des Imperial College London hat nicht nur die Entwicklung untersucht, sondern gibt der Politik auch Alternativen an die Hand:

>*Dieser besorgniserregende Trend spiegelt die Auswirkungen der Lebensmittelwerbung und Marketingpolitik auf der ganzen Welt wider, während gesunde nahrhafte Lebensmittel für arme Familien und Bevölkerungsgruppen zu teuer sind. Bleibt dies so, wächst eine Generation von Kindern und Jugendlichen heran, die adipös ist und schon mit einem erhöhten Krankheitsrisiko groß wird wie z. B. für Diabetes. Gesunde, nahrhafte Lebensmittel müssen für Kinder zu Hause und in der Schule leichter verfügbar gemacht werden, vor allem für arme Familien und in armen Regionen. Zudem brauchen wir Vorschriften und Steuern, die Kinder vor ungesunden Lebensmitteln schützen.«*

Dem ist inhaltlich nicht viel hinzuzufügen, doch vor allem in Deutschland stoßen derlei Forderungen seit Jahren bei der Politik auf taube Ohren.

Würde die Politik es mit ihrer rührenden Sorge um die Volksgesundheit ernst nehmen, könnte sie ja damit anfangen, besonders hochkalorische Lebensmittel für Kinder zu verbieten und Konsumenten mittels einer transparenten Kennzeichnung über die Inhaltsstoffe zu informieren. Das stößt aber bei der Lebensmittelindustrie und ihrem politischen Arm innerhalb der Regierung, Julia Klöckner, auf wenig Gegenliebe. Noch nicht einmal zu eben jener klaren und auch für Laien verständlichen Kennzeichnung der Inhaltsstoffe konnte die Bundesregierung sich bislang durchringen. Dass hochkalorische Lebensmittel gezielt für Kinder und Jugendliche entwickelt, vermarktet und in diesen Zielgruppen zugänglichen Medien beworben werden können, ist ein weiterer Kotau der Politik vor der Lebensmittelindustrie.

Wie war das doch gleich mit dem Zynismus, »gesundheitliche Fragen hinter wirtschaftliche Fragen zu stellen«? Gerade wenn es um Ernährungsfragen geht, ist die Politik der Bundesregierung in diesem Sinne höchst zynisch. Und dies hat sogar Auswirkungen auf die Corona-Thematik, stellen die Fettleibigkeit und die von ihr ausgelösten Folgeerkrankungen doch neben dem Alter den Risikofaktor Nummer eins für einen schweren oder gar tödlichen Verlauf der Krankheit dar. Stellt sich nur noch die Frage, zu welcher Kategorie mit oder an Covid-19-Verstorbene mit einem hohen BMI überhaupt zu zählen sind. Hat sie das Virus umgebracht? Oder war es die Fettleibigkeit?

Die Deutschen sind ein Volk der Säufer

»Alkohol ist das Schiff, mit dem du untergehst« – so hieß es bereits 1984 im Lied »Alkohol« von Herbert Grönemeyer. Und folgt man den Zahlen, hat Grönemeyer hier durchaus recht. Jeder Deutsche trinkt im Schnitt pro Jahr 13,4 Liter reinen Alkohol[28]. Und diese Zahl dürfte durch den Lockdown steigen. In einer Befragung des Global Drug Surveys[29] gaben 43 Prozent der Befragten an, häufiger Alkohol als vor der Pandemie zu trinken. Unter den am häufigsten genannten Gründen rangierten auf den vordersten Plätzen die zusätzliche Zeit und die Langeweile.

Deutschland liegt in Sachen Alkoholkonsum im internationalen Vergleich[30] auf dem unrühmlichen fünften Platz. Nur auf den Seychellen, in Tschechien, Litauen und Moldawien wird noch mehr

Alkohol getrunken. Die Russen, denen man ja laut Klischee gerne einen besonders exzessiven Alkoholkonsum andichtet, liegen nach den Daten der WHO seit einigen Jahren hinter den Deutschen.

Dabei konsumieren 6,7 Millionen Menschen in der Altersgruppe von 18 bis 64 Jahren Alkohol in einer gesundheitlich riskanten Form. Darunter verstehen die Gesundheitsstatistiker einen Konsum von mehr als 10 Gramm Alkohol täglich bei Frauen und mehr als 20 Gramm bei Männern. Letzteres entspricht drei Schnäpsen oder einem halben Liter Bier. Die dreifache Menge wird als gesundheitsschädlich eingestuft. Fast zwei Millionen Bundesbürger gelten sogar als alkoholabhängig. Deutschland ist ein Land der Säufer, und das hat auch für die Volksgesundheit einen hohen Preis. Laut Zahlen des Bundesgesundheitsministeriums[31] gehen hierzulande etwa 74000 Todesfälle auf das Konto übermäßigen Alkoholkonsums.

17 Krankheiten sind laut Definition[32] des Deutschen Instituts für Medizinische Dokumentation und Information (DIMDI) zu 100 Prozent als alkoholbedingt anzusehen. Daraus resultieren pro Jahr rund 14000 Todesfälle. Alkohol gilt jedoch auch als mitverursachend für mehr als 200 weitere Krankheiten und ist zudem für zahlreiche beabsichtigte und unbeabsichtigte Verletzungen verantwortlich. Damit ist Alkohol – und dies weltweit – einer der größten Faktoren für eine Verkürzung der Lebenszeit. Schätzungen aus der »*Global Burden of Disease*«-*Studie*[33] zeigen zudem, dass weltweit 5 Prozent aller durch Tod oder Beeinträchtigung verlorenen Lebensjahre auf Alkohol zurückgeführt werden können[34].

Die Corona-Maßnahmen werden auch damit begründet, dass »unvorsichtige Menschen« durch ihr Verhalten andere infizieren und damit schädigen können. Was diesen Punkt angeht, stellt jedoch auch der Alkohol eine signifikante Gefährdung für Dritte dar. So ereignen sich pro Jahr fast 14000 Unfälle[35] im Straßenverkehr unter Alkoholeinfluss mit Personenschaden. Jedes Jahr werden fast eine viertel Million Straftaten begangen[36], bei denen die Tatverdächtigen ihre Tat unter Alkoholeinfluss begangen. Das trifft bei mehr als jedem zehnten Tatverdächtigen zu. Bei mehr als jedem vierten Gewaltverbrechen ist Alkohol im Spiel. Pro Jahr werden fast 50000 Gewalttaten unter Alkoholeinfluss verübt. Insbesondere bei schwerer und gefährlicher Körperverletzung inklusive der Verstümmelung weiblicher Genitalien prägt Alkoholeinfluss weiterhin die Tatbegehung in erheblichem Umfang[37]. Rund 30 Prozent solcher Taten wurden unter Alkoholeinfluss verübt, ebenso wie bei der Straftatengruppe Totschlag.

Würde man die Todesfälle und die Kollateralschäden durch den Alkoholmissbrauch so rigoros verhindern wollen wie die gesundheitlichen Schäden der Corona-Pandemie, müsste man den Konsum alkoholhaltiger Produkte, angefangen beim Doppelkorn über den fränkischen Bocksbeutel bis hin zur Weinbrandbohne, von heute auf morgen untersagen. Sicher, das wären nicht nur kulturell, sondern auch wirtschaftlich sehr tiefgreifende Maßnahmen, leben doch vom Winzer über den Brauer bis hin zu Einzelhandel und Gastronomie Millionen Menschen vom Alkohol. Und die milliardenschweren direkten und indirekten Steuereinnahmen, die der Konsum von Alkohol generiert, sind für die Politik sicher auch ein Argument. An diese Jobs oder gar an die Steuereinnahmen zu erinnern, wäre aber gemäß der Scholz'schen Diktion ebenfalls zynisch. Schließlich müsse man beim Schutz der Volksgesundheit angeblich ökonomische Interessen hintanstellen. Das ist beim Thema Alkohol jedoch nicht der Fall. Und auch hier geht es mir keineswegs darum, eine Prohibitionspolitik zu fordern, sondern lediglich darum, Anspruch und Wirklichkeit einer Politik zu vergleichen, die beim Themenfeld Corona bereit ist, zum vorgeblichen Schutz der Volksgesundheit massiv in die Grundrechte einzugreifen und Kollateralschäden billigend in Kauf nimmt.

Warum misst die Politik bei den Themen Corona und Alkohol mit zweierlei Maß? Noch mehr als der Konsum von Tabak ist der Konsum von Alkohol nun einmal hierzulande kulturell verankert. Wir schmunzeln, wenn wir lesen, dass in Bolivien ein ehemaliger Koka-Bauer zum Präsidenten gewählt wird. Dabei leitet hierzulande eine Winzerin und ehemalige Weinkönigin als Ministerin das Landwirtschaftsressort, und gerade in den sogenannten Volksparteien gehört es zum guten Ton, auch vor laufender Kamera bei gesellschaftlichen Ereignissen Alkohol zu konsumieren. Wer erinnert sich nicht an das »Hol mir mal 'ne Flasche Bier« des ehemaligen Bundeskanzlers Gerhard Schröder oder die launige Aussage des ehemaligen bayerischen Ministerpräsidenten Günther Beckstein[38], man könne selbstverständlich nach zwei Maß Bier – also zwei Liter – noch Auto fahren.

Die 74 000 Alkoholtoten pro Jahr werden daher – ganz anders als die nahezu gleich große Zahl der Corona-Toten – als traurige Normalität angesehen, die keine »unverhältnismäßigen« Maßnahmen erfordert. Natürlich geht es auch hier noch nicht einmal um die Ultima Ratio, also den Alkoholkonsum wie zu Zeiten der Prohibition zu verbieten. Das ist, zumindest wenn es um den Konsum in der Öffentlichkeit geht, aus unersichtlichen Gründen offenbar ohnehin nur möglich, um die Verbreitung des Coronavirus eindämmen zu wollen.

Bis auf warme Worte ist von der Bundesregierung jedoch ansonsten nicht viel zu hören, wenn es um Maßnahmen geht, den exzessiven Alkoholmissbrauch oder den Zugang zu Alkohol für Jugendliche zu erschweren. Im Vergleich zu den sonstigen Lebenshaltungskosten[39] sind alkoholische Getränke in den letzten 40 Jahren um 30 Prozent billiger geworden. Es war noch nie so günstig, sich einen Vollrausch und eine Leberzirrhose anzutrinken. Ein Werbeverbot? Wo denken Sie hin! Mit einem Werbebudget von 619 Millionen Euro gehört die Alkoholbranche zu den aktivsten Werbekunden in TV, Rundfunk und Zeitungen sowie Zeitschriften, und ähnlich wie bei den Zigaretten sind Plakatflächen, die für Korn, Bier, Schnaps und Wein werben, ebenfalls aus dem öffentlichen Leben in Deutschland kaum wegzudenken. Litauen – das zu den vier Ländern weltweit zählt, in denen noch mehr Alkohol konsumiert wird als hierzulande – ist diesen Schritt gegangen[40] und hat ein nationales Werbeverbot für Alkohol verhängt. In Deutschland wäre das unmöglich und das, obgleich die Gesundheit ja angeblich die oberste politische Leitlinie ist.

Der Tod lauert im Krankenhaus

Vor der Entdeckung des Penizillins im Jahre 1928 durch Alexander Fleming verliefen selbst aus heutiger Sicht so harmlose Erkrankungen wie eine Zahninfektion oder eine Blasenentzündung oft tödlich. Grund dafür sind Keime oder Bakterien. Millionen von ihnen leben in friedlicher Koexistenz mit dem menschlichen Organismus und erfüllen beispielsweise in der Darmflora sogar Aufgaben, die überlebenswichtig sind. Bestimmte Bakterien können jedoch schwere Krankheiten auslösen und ohne pharmazeutische Therapie zum Tode führen.

Das von Fleming entdeckte Penizillin war das erste medizinisch eingesetzte Antibiotikum – eine antimikrobielle Substanz, die das Wachstum von schädlichen Mikroorganismen hemmt oder diese abtötet. Im Laufe der Zeit wurden viele weitere Antibiotika entwickelt, doch deren Wirksamkeit ist mehr und mehr bedroht. Grund dafür ist das, was man im Corona-Kontext wohl als »Mutanten« beschreiben würde.

Wenn Antibiotika wahllos und dazu noch in Mengen eingesetzt werden, die nicht ausreichend sind, um die gesamte Bakterienpopulation zu töten, kann es passieren, dass einzelne Bakterien nicht nur überleben, sondern durch Mutationen resistent gegen die eingesetzten Antibiotika werden. Diese Mutanten breiten sich dann aus und bilden eine neue Gattung, die im schlimmsten Falle unempfindlich gegen Antibiotika ist.

Diese Mutanten werden in der Medizin multiresistente Keime oder Superkeime genannt. Die Liste dieser multiresistenten Keime ist lang und geht weit über die mittlerweile etwas bekannteren MRSA-Keime hinaus, die vor allem für die von ihnen ausgelösten Krankenhausinfektionen bekannt sind.

Offizielle Schätzungen des Robert Koch-Instituts gehen davon aus[41], dass jedes Jahr zwischen 10 000 und 20 000 Menschen in Deutschland durch diese von multiresistenten Keimen ausgelösten Infektionen sterben. Dass diese Schätzungen zu niedrig sind, ist jedoch auch bekannt. Nicht alle multiresistenten Keime sind meldepflichtig. Eine Recherche[42] von *Zeit*, der Funke Mediengruppe und dem Recherchebüro Correctiv hat sich im Jahr 2014 die Abrechnungsdaten der deutschen Kliniken vorgenommen und fand heraus, dass in mehr als 30 000 Fällen bei Kliniktoten eine Behandlung eines der drei meistverbreiteten multiresistenten Keime MRSA, ESBL oder VRE abgerechnet wurde. Experten wie Walter Popp, der sich als Vizepräsident der Deutschen Gesellschaft für Krankenhaushygiene und Leiter der Krankenhaushygiene am Universitätsklinikum Essen ausführlich mit der Problematik beschäftigt hat, sprechen gar von 30 000 bis 40 000 Todesfällen pro Jahr[43]. Insgesamt infizieren sich in deutschen Kliniken jedes Jahr rund 400 000 bis 600 000 Menschen mit multiresistenten Keimen[44].

Wie konnte es dazu kommen, und warum zeigt die Politik – ganz anders als bei Corona – so wenig Interesse, hier im Sinne der Volksgesundheit Maßnahmen zu ergreifen? Um diese Frage zu beantworten, muss man die Thematik von zwei Perspektiven angehen – die der Entstehung multiresistenter Keime und die der Infektion mit solchen Keimen im Krankenhaus.

Die meisten multiresistenten Keime entstehen nicht etwa im Menschen, sondern in der Nutztierhaltung. Vor allem in der konventionellen Zucht von Schweinen, Hühnern und Puten werden massenhaft Antibiotika eingesetzt. Nicht, um erkrankte Tiere zu heilen; sondern prophylaktisch, um bakterielle Infektionen zu verhindern, die so sicher wie das Amen in der Kirche auftauchen, wenn Massen von Tieren unter fragwürdigen hygienischen Bedingungen auf engstem Raum eingezwängt werden. Und da auch in der Nutztierhaltung bereits zahlreiche Resistenzen gegen gebräuchliche Antibiotika bestehen, werden hier mit Vorliebe genau die Antibiotika eingesetzt, die im Arsenal der Humanmedizin als Reserveantibiotika für infektiöse Keime zurückgehalten werden, die nicht mehr auf das normale Pharma-Repertoire anspringen.

Um sich die Folgen auszumalen, muss man nur eins und eins zusammenzählen. Veterinärmediziner der Tierärztlichen Hochschule Hannover haben bei 92 Prozent der konventionell gehaltenen Schweine MRSA-Keime in der Nase gefunden[45] – auch in ökologisch bewirtschafteten Schweinebeständen waren es immerhin noch 26 Prozent. Von dort aus finden die Keime ihren Weg zurück zu ihrem eigentlichen Wirtstier, dem Menschen. Im »Schweinegürtel« vom Münsterland bis ins südwestliche Niedersachen sind bereits rund 40 Prozent der Menschen, die sich regelmäßig in der Nähe der Schweinehaltungsbetriebe aufhalten, mit diesen Keimen »besiedelt«. Von ihnen gehen die Keime auf ihre Mitmenschen über. In der Region sind die MRSA-Keime bei fast 10 Prozent der Bewohner verbreitet, wobei fast jede dritte Infektion nachweisbar »nutztierassoziiert« ist. So findet die Infektion ihren Weg in die Krankenhäuser.

Während das Immunsystem gesunder Menschen die meisten – aber nicht alle – multiresistenten Keime in den Griff bekommt, sieht dies bei Immunschwachen, Alten und Kranken anders aus. Und hier entwickelt sich das Krankenhaus dann zur tödlichen Infektionsstätte.

Im Krankenhaus wird operiert, es werden Zugänge und Katheter gelegt, und die Keime können so direkt in die Blutgefäße und das Innere des Körpers gelangen, wo sie sich ohne große Gegenwehr ausbreiten und Krankheiten auslösen können, die kaum noch zu behandeln sind. Es kommt zu offenen Wunden, Lungenentzündungen und im allerschlimmsten Fall zu einer bakteriellen Sepsis, also einer Blutvergiftung, die vor allem bei alten und immunschwachen Patienten meist zum Tod führt. Während der Medizin in solchen Fällen bei »normalen« Bakterien ein ganzes Arsenal von hochwirksamen Antibiotika zur Verfügung steht, helfen bei multiresistenten Keimen, wenn überhaupt, nur noch eine Handvoll – sehr teurer – Reserveantibiotika. Und dies gilt keinesfalls nur für MRSA-Keime, sondern beispielsweise auch für die hochgefährlichen VRE-Darmkeime, die bereits gegen einige Reserveantibiotika resistent sind und für die es noch nicht einmal eine zentrale Erfassung gibt, die den »pandemischen Stand« feststellen könnte.

Und so beobachten wir von der Seitenlinie, wie multiresistente Keime erst zu einem Killer in den Krankenhäusern wurden und in Zukunft sogar zu einer potenziellen Gefahr werden können, die Covid-19 weit in den Schatten stellt. Bereits 2014 warnten Experten in der *Zeit*[46] eindringlich vor der realen Gefahr einer »postantibiotischen Gesellschaft«, in der die Resistenzen Antibiotika wirkungslos gemacht haben und in der wieder jede Zahninfektion und jede Blasenentzündung zum Tode führen kann. Während die Politik mit brachialer Gewalt gegen ein vergleichsweise harmloses Virus vorgeht, weigert sie sich standhaft, der potenziell verheerenden Gefahr durch resistente Keime zu Leibe zu rücken. Warum?

Wie ausgeführt stellt die Massentierhaltung die Keimzelle der bakteriellen Gefahr dar. Über Macht und Einfluss der Agrarlobby, die paradoxerweise vor allem die industriellen Großbetriebe, aber nicht die ökologisch wirtschaftenden Kleinbetriebe vertritt, muss an dieser Stelle wohl kein Wort mehr verloren werden. Jedoch ist der »Schweinegürtel« nicht nur das Herz der industriellen Massentierhaltung in Deutschland, sondern auch eine der letzten echten Hochburgen der CDU, in der es kaum einen Wahlkreis gibt, wo die Partei nicht die absolute Mehrheit erzielt. Vor allem die mächtigen Landesverbände in Niedersachsen und Nordrhein-Westfalen sind fest in der Hand der Schweinebarone und schafften es bislang immer, jede noch so kleine Reform zu verhindern.

So können deutsche Veterinäre den Schweine- und Geflügelzüchtern weiterhin massenweise Reserveantibiotika verkaufen, die dann über das Trinkwasser dem Vieh verabreicht werden und munter weitere resistente Mutanten entstehen lassen, die über kurz oder lang bei Menschen endemisch werden. In den Niederlanden wurde eine unabhängige Überwachungsbehörde geschaffen, die den Antibiotikaverbrauch von Tierärzten und Bauern streng kontrolliert und bei einem unverantwortlichen Einsatz auch scharfe Sanktionen verhängen darf. In Dänemark werden Daten zum Antibiotika-Verbrauch in der Nutztierhaltung schon seit Mitte der 1990er gesammelt. Der Einsatz von Reserveantibiotika ist dort verboten, und die Mastanlagen müssen einem Hochsicherheitstrakt gleich abgeschirmt werden, sodass der Kontakt zwischen Mensch und Vieh sich auf ein nötiges Minimum beschränkt. In beiden Ländern sind multiresistente Krankenhauskeime – anders als in Deutschland – mittlerweile kein großes Problem mehr.

Wenn es um die Verhinderung von schweren Infektionen und Todesfällen geht, reicht es jedoch nicht, »nur« an der sprichwörtlichen Keimzelle anzusetzen. Hier sind die Krankenhäuser gefragt. Glaubt man den Hochglanzbroschüren der Krankenhausbetreiber, ist die Hygiene ja ohnehin ein großes Thema. Es gibt kein Krankenhaus ohne Hygienebeauftragten, es gibt Hygienefachärzte, Hygienefachkräfte in der Pflege oder Risikobeauftragte für Infektiologie. Auf dem Papier klingt das alles ganz toll. Und diese Hygienekonzepte wären auch durchaus wirksam gegen die tödlichen Krankenhausinfektionen. Der Hygiene-Experte Walter Popp schätzt, dass sich allein durch korrekt durchgeführte hygienische Maßnahmen Wundinfektionen oder Lungenentzündungen durch multiresistente Keime um mindestens 50 Prozent reduzieren ließen; bei Infektionen der Blutbahn durch Zugänge auf der Intensivstation seien es sogar 100 Prozent. Studien aus den USA gehen sogar davon aus, dass man die Zahl der Infektionen lediglich durch besser geschultes Personal um die Hälfte reduzieren könne. In der Praxis haben diese Maßnahmen jedoch keinen erkennbaren Erfolg im Kampf gegen die Keime gezeigt.

Wie sollten sie auch? Was nutzt bestens geschultes Personal, wenn es das Wissen aufgrund der Überlastung nicht in der Praxis anwenden kann? Die Kliniken sind dank der Privatisierungen und der dauerhaften neoliberalen Schrumpfkur bis an den Rand des Funktionsversagens personell unterbesetzt. Wenn eine Krankenschwester den Job von zwei Krankenschwestern ausfüllen muss, ist es nicht sonderlich überraschend, dass sie die Hygienevorschriften, die auf dem Papier existieren, in der Praxis gar nicht umsetzen kann; ansonsten käme sie vor lauter Händewaschen, Desinfizieren und Umkleiden nicht mehr dazu, sich um ihre Patienten zu kümmern. Laut Hygienevorschriften muss ein Desinfektionsmittel nämlich erst einmal 30 Sekunden einwirken und in der Theorie müsste eine Pflegekraft diesen Arbeitsschritt vor jedem Patientenkontakt wiederholen. »Wenn sich das Personal daran hält, desinfiziert sich jeder Mitarbeiter 2,30 Stunden täglich die Hände«, so Johanna Knüppel[47], Referentin und Sprecherin bei der Bundesgeschäftsstelle des Deutschen Berufsverbands für Pflegeberufe.

Und was nutzt die am besten ausgebildete Hygienefachkraft, wenn am Ende nicht hoch qualifizierte, aber rare examinierte Pflegekräfte, sondern »preiswerte« Pflegehelfer, die in einem 260-stündigen Crashkurs umgeschult wurden, die Arbeit am Patienten übernehmen? Und was bringt ein Risikobeauftragter für Infektiologie, wenn outgesourcte Aushilfskräfte ohne medizinische Hygienekenntnis die Zimmer reinigen, die Bettwäsche wechseln oder den Patienten ihr Essen bringen? Schließlich werden die Verträge jedes Jahr neu ausgeschrieben, und der preiswerteste Anbieter erhält den Zuschlag. Wer hat da ein betriebswirtschaftliches Interesse, auf die Hygieneausbildung der Aushilfskräfte zu achten, geschweige denn einem teureren Anbieter mit ausgebildetem Personal den Zuschlag zu erteilen? Den Keimen sind die durchdachten Konzepte, die in vielen Häusern nur auf dem Papier existieren, herzlich egal. So wird weiterhin jeder Neuzugang mit unbekannten Keimen erst mal auf dem Flur geparkt, bis sein Zimmer bezugsfähig ist. Und so wird auch weiterhin mancher Chefarzt seine Visite machen, ohne sich zwischen den einzelnen Patienten minutenlang die Hände zu desinfizieren. Vielleicht war er ja vor Antritt der Schicht noch schnell im Hofladen und hat sich ein paar Schnitzel gekauft?

Andere Länder machen auch hier vor, wie es besser gehen kann. In Großbritannien und Frankreich hat man bereits in den 1990ern das Problem erkannt und Vorschriften eingeführt, mit denen die Krankenhaushygiene auch in der Praxis besser wird. Auch hier sind die Niederlande Klassenprimus. Dort wird beispielsweise jeder Neuzugang auf MRSA gescreent, in Deutschland wird dies – wenn überhaupt – nur bei Risikopatienten, wie beispielsweise Mitarbeitern von Mastbetrieben so gehandhabt. In den Niederlanden gilt übrigens jeder Deutsche automatisch aufgrund der hierzulande verbreiteten multiresistenten Keime als Risikopatient und wird erst einmal isoliert, bis das Ergebnis des Keimtests vorliegt. Aber was brächte ein generelles Screening auf multiresistente Keime in Deutschland? Mit einem positiven Befund müssten die betroffenen Patienten dann auf einer Isolierstation behandelt werden. Und wer soll diese zusätzlichen Zimmer betreuen? Wie man sieht, steht und fällt auch beim

Thema Krankenhauskeime alles mit der finanziellen und mehr noch personellen Ausstattung der Krankenhäuser.

Wenn es der Politik also tatsächlich um die Volksgesundheit ginge, hätte sie beim Thema multiresistente Keime einen ganzen Augiasstall auszumisten. Doch davon kann nicht einmal im Ansatz die Rede sein. Das Thema wird stattdessen ignoriert und in bester bürokratischer Manier auf die untersten Ebenen abgewälzt – so sollen zum Beispiel die schon vor Corona komplett überlasteten Gesundheitsämter kontrollieren, wie die Hygienerichtlinien in der Praxis umgesetzt werden. Faktisch finden solche Kontrollen nie statt. Und so bleibt alles beim Alten, und von Jahr zu Jahr wird das Problem schlimmer. Von Jahr zu Jahr sterben mehr Menschen an Krankenhauskeimen, obgleich dies zu verhindern wäre. Aber welcher Politiker will sich schon »ohne Not« mit den mächtigsten Lobbyverbänden anlegen oder gar die Ideologie eines auf betriebswirtschaftlichen Erfolg getrimmten Gesundheitssystems infrage stellen?

Der verbotene Grippevergleich

Als die Pandemie noch jung war, wurde die Gefahr durch Corona oft mit der Gefahr durch Grippe verglichen. Und dies nicht nur von einschlägig bekannten Querdenkern. Am 23. Januar 2020 warnte[48] niemand anderes als Bundesgesundheitsminister Jens Spahn in einem RTL-Interview noch vor Panikmache. Er sah »keinen Anlass zu Unruhe oder unnötigem Alarmismus«. Am Abend desselben Tages mahnte er dann in den Tagesthemen eine »korrekte Einordnung« an: »Der Verlauf der Erkrankung in China [sei] schließlich milder als der Verlauf der Grippe in Deutschland.«

Vier Tage später bekräftigte die Sprecherin des Robert Koch-Instituts diese Einschätzung in einem Interview mit Radioeins[49] und verglich die neue Krankheit mit der Grippe – Letztere sei jedoch »eine ganz andere Nummer« und »tatsächlich die ganz konkrete Gefahr, vor allen Dingen für bestimmte Risikogruppen«. So kann man sich täuschen. Bis Bergamo hielt sich auch in den Leitartikeln und Kommentaren der allermeisten deutschen Medien, wie der *FAZ*, der *Süddeutschen* oder der *Welt* der Trend, Corona nicht nur mit der Grippe zu vergleichen, sondern sogar den Standpunkt zu vertreten, die Grippe sei die schlimmere und gefährlichere Krankheit. Nach Bergamo kam es jedoch zur kompletten Kehrtwende. Nun war der Grippevergleich verpönt, und jeder, der auch nur in einem Nebensatz auf die Grippe hinwies, machte sich sofort verdächtig, ein Querdenker, Corona-Leugner oder noch Schlimmeres zu sein.

Dabei bietet sich ein Vergleich der beiden Viruserkrankungen förmlich an. Schließlich sind laut offiziellen Zahlen in den besonders schweren Grippewintern wie 2017/2018 immerhin rund 25 000 Menschen gestorben. Das reicht zwar nicht für eine »Gleichsetzung« mit Covid-19, zumal es niemals irgendwelche Maßnahmen zur Eindämmung der Grippe gab; ein Vergleich ist jedoch statthaft.

Hier ist allerdings Vorsicht geboten. Mit keinem Vergleich wurde im letzten Jahr wohl so viel Schindluder getrieben wie mit dem Vergleich von Grippe- und Corona-Toten. Selbst in der besonders schweren Grippesaison 2017/2018 betrug[50] die Zahl der laborbestätigten Todesfälle durch ein Influenzavirus lediglich 1 674. Da jedoch nur ein Teil der Grippeinfizierten durch eine direkt vom Virus ausgelöste Lungenentzündung (Influenzapneumonie) stirbt und zahlreiche durch das Virus bedingte sekundäre Erkrankungen (zum Beispiel bakterielle Lungenentzündungen) auf dem Totenschein entweder gar nicht ausgewiesen oder aber nicht als »Grippetodesfall« vermerkt werden und daher auch keine Auswertung der Proben veranlasst wird, gibt es hier eine hohe Dunkelziffer. Die Experten streiten jedoch, wie hoch diese Dunkelziffer in der Realität ist.

Die offiziellen Grippe-Todeszahlen sind daher vielmehr ein Produkt von statistischen Holzhammermethoden des RKI. Man schaut sich ganz einfach an, wie viele Menschen in einem bestimmten Zeitraum verstorben sind und wie viele es im langjährigen Schnitt eigentlich hätten sein sollen. Ist die reale Sterbezahl höher als die statistisch errechnete, und es ist gerade »Grippesaison«, wird die Differenz ganz einfach als Grippe-Tote ausgewiesen. Statistiker sprechen hier von der Exzessmortalität. Diese Zahl ist also mehr oder weniger ein »educated guess«, also eine Schätzung, die zwar methodisch irgendwie erklärbar ist, aber auf keinen Fall als belastbare Größe verstanden werden sollte, zumal die Schwankungen zwischen laborbestätigten, also nachgewiesenen, Grippe-Todesfällen und der durch die Statistiker geschätzten Todesfälle gewaltig ist. Hätten die RKI-Statistiker die Corona-Toten nach der gleichen Methode wie die Grippe-Toten auf Basis der Übersterblichkeit geschätzt, wären sie übrigens nicht auf 80 000, sondern nur auf 11 527 gekommen, wie ich im Kapitel »Ist die Angst vor Corona gerechtfertigt?« bereits dargelegt habe.

In der Grippesaison 2014/2015 gab es 274 laborbestätigte Todesfälle durch Influenzaviren. Da in diesem Winter aber mehr Menschen verstarben als im langjährigen Schnitt, errechneten die Statistiker die stolze Summe von 21 300 Grippe-Todesfällen. Im darauffolgenden Winter gab es mit 234 laborbestätigten Todesfällen nicht unwesentlich weniger nachgewiesene Grippe-Tote. Jedoch starben im Winter 2015/2016 weniger Menschen als im langjährigen Schnitt, sodass es eine negative Exzessmortalität zu verzeichnen gab. Da man in der Summe natürlich keine negativen Grippe-Todesfälle ausweisen kann, schließlich steht kein Grippekranker von den Toten auf, wird für diese Grippesaison gar keine Zahl der Grippe-Toten ausgewiesen.

Diese zwei aufeinanderfolgenden Jahre sind keine Ausnahme. Während die Zahl der laborbestätigten Grippe-Todesfälle in den letzten 15 Jahren zwischen 7 und 1 674 schwankte, schwankte die Exzessmortalität zwischen 0 und 25 100, wobei dieser Wert in den betreffenden Jahren noch nicht einmal erkennbar mit den laborbestätigten Todesfällen korreliert.

Wie viele Menschen sterben also jedes Jahr durch die Grippe? Die ehrliche Antwort wäre: Wir wissen es schlichtweg nicht. Insofern verbietet sich auch ein direkter Vergleich mit den Corona-Zahlen.

Ähnlich verworren stellt sich die Lage dar, wenn man versucht, die individuelle Gefährdung durch Grippe und Covid-19 zu vergleichen. Der Grund dafür ist banal – bei beiden Krankheiten ist die Datenbasis ungenügend. Gesundheitsstatistiker bemessen die Infektionssterblichkeit anhand von zwei Größen – dem Fall-Verstorbenen-Anteil (CFR) und dem Infizierten-Verstorbenen-Anteil (IFR). Ersterer ist der Quotient aus der Anzahl der Verstorbenen unter den diagnostizierten Fällen und der Gesamtzahl der diagnostizierten Fälle. Letzterer ist der Quotient aus der Anzahl der an der Infektion Verstorbenen durch die Gesamtzahl der Infektionen. Das Problem: Keine dieser Größen ist zweifelsfrei bekannt; weder bei der Grippe noch bei Covid-19.

Soll man beispielsweise für die Grippewelle 2017/2018 nur die laborbestätigten Fälle heranziehen? Dann müsste man 1 674 laborbestätigte Todesfälle durch die 334 000 laborbestätigten Influenzafälle teilen und käme auf einen CFR von 0,5 Prozent. Das Problem: Beide Werte bilden bekanntermaßen nur einen kleinen Teil der Pandemie ab, und der Quotient ist daher nicht nur unzuverlässig, sondern sogar willkürlich. Man könnte auch die anhand der Übersterblichkeit geschätzte Zahl der Grippe-Toten durch die vom RKI ebenfalls geschätzte Zahl der Erkrankten teilen und käme dann auf einen IFR von 0,28 Prozent. Dieser Wert ist sicherlich schon etwas zuverlässiger, aber aufgrund der Schätzmethode der Todesfälle und des Umstands, dass hier Erkrankte und nicht Infizierte als Bezugsgröße herangezogen wurden, nicht mit den Zahlen von Covid-19 vergleichbar.

Für Covid-19 lässt sich bei 86 205 Todesfällen auf 3 584 934 Infektionen (beides laborbestätigte Größen Stand 15. Mai 2021) eine CFR von 2,34 Prozent berechnen. Ist Covid-19 nun also rund fünfmal so gefährlich oder, präziser, tödlich wie die Grippe? Wer weiß? Da die Zahlen derart vage sind, kann man eine solche Aussage nicht seriös treffen. So weiß zum Beispiel niemand, wie hoch die Dunkelziffer bei den meist symptomfreien Infizierten ist, die niemals labortechnisch getestet wurden. Alle Zahlen weisen jedoch darauf hin, das Covid-19 in der Gesamtheit deutlich gefährlicher als die aggressiveren Varianten der saisonalen Influenza ist.

Dies gilt jedoch nicht für eine bestimmte Altersgruppe – die der Kinder. Für sie ist, nach bisherigem Wissensstand, die Influenza deutlich gefährlicher als Covid-19. Während der Grippesaison 2017/2018 wurden 116 Todesfälle bei Kindern labormedizinisch bestätigt[51]. Dies entspricht rund jedem vierzehnten nachgewiesenen Todesfall durch die Influenza. Während der Corona-Pandemie konnten in Deutschland bislang lediglich zwölf Todesfälle bei Kindern unter zehn Jahren registriert werden – das entspricht gerade mal rund einem zehntel Promille aller labortechnisch bestätigten Todesfälle. Während im Namen der Volksgesundheit wegen Corona Schulen und Kitas schließen mussten, käme bei der für Kinder weitaus gefährlicheren Grippe wohl kein Politiker auf diese Idee.

Vergleicht man das Ausmaß und die Kollateralschäden der Maßnahmen zur Eindämmung des Coronavirus mit der Passivität, mit der die Politik den saisonalen Grippewellen entgegentritt, so tut sich hier zweifelsohne ein Widerspruch auf. Dies soll um Himmels willen nicht als Empfehlung verstanden werden, nun auch in jeder Grippesaison das halbe Land stillzulegen und die Grundrechte auszusetzen. Im Gegenteil. Die unterschiedlichen Standards bei der politischen Reaktion auf diese beiden gefährlichen Viruserkrankungen zeigen jedoch, mit welch unterschiedlichem Maß hier kommuniziert und agiert wird. Aber wer weiß? Vielleicht erinnert sich die Politik bei der nächsten Grippewelle daran, wie erfolgreich die Maßnahmen zur Eindämmung waren – nicht bei Corona, aber dafür bei der Influenza. Dies war nämlich der wohl einzige »Kollateralnutzen« der Anti-Corona-Maßnahmen. Während der Wintersaison 2020/2021 konnten die an das Robert Koch-Institut meldenden Labors lediglich 541 Fälle von Influenza feststellen[52]. Im Jahr zuvor waren es noch 185 893. Dieser Effekt ist übrigens weltweit von Australien über Hongkong bis in die USA zu beobachten. Das veranlasste US-Wissenschaftler bereits, in der Fachzeitschrift *Scientific American* zu fordern[53], man solle doch nun in jedem Jahr zur Grippesaison Maßnahmen wie die Maskenpflicht, Abstandsregeln oder das Verbot von Großveranstaltungen verabschieden, um auch der Grippe Herr zu werden. Viel Gehör fanden diese Forderungen zum Glück jedoch (noch) nicht.

Es lebe der Zynismus

Es gäbe viele weitere Beispiele, wie die Politik die Gesundheit unserer Bürger besser schützen und Menschenleben retten könnte. Wie wäre es beispielsweise mit einer Höchstgeschwindigkeit auf deutschen Autobahnen? Was spricht gegen ein Verbot krebserregender Pflanzenschutzmittel? Würden nicht weniger Menschen sterben, wenn das Gesundheitssystem adäquat finanziert würde? Und nicht zu vergessen: Der größte Faktor für ein frühes Ableben ist und bleibt die Armut. Während einem 65-jährigen Mann mit hohem Einkommen statistisch noch 21,2 Lebensjahre zur Verfügung stehen[54], kommt ein Gleichaltriger mit einem niedrigen Einkommen auf nur noch 15,7 Lebensjahre. Das sind mehr als fünf Jahre Unterschied. Bei Frauen ist der Unterschied der Lebenserwartung zwischen Arm und Reich mit 3,5 Jahren etwas geringer, aber dennoch signifikant. Da könnte man die Bundesregierung doch einmal beim Wort nehmen und eine Erhöhung des Mindestlohns oder die Erhöhung niedriger Rente als gelebten Beitrag zur Verbesserung der Volksgesundheit fordern. Doch diese Forderungen würden selbstverständlich auf taube Ohren stoßen.

Der Gesundheitsschutz der Bürger ist nämlich nur dann die oberste Leitlinie der Politik, wenn ihr dies als Rechtfertigung gelegen kommt, um Dinge zu beschließen, die beim Wähler nicht sonderlich populär sind. Geht es indes um die Interessen der Wirtschaft und mächtiger Lobbyverbände, steht die Gesundheit in steter Regelmäßigkeit hintan. Wenn Olaf Scholz es »zynisch« findet, auch nur darüber zu diskutieren, »dass gesundheitliche Fragen hintanstehen und wirtschaftliche Fragen vorangehen sollten«, muss man der Regierungspolitik der letzten Jahrzehnte wohl einen hohen Grad an Zynismus attestieren. Denn dass die Gesundheit im Zweifel den Wirtschaftsinteressen untergeordnet wird, ist nicht die Ausnahme, sondern die Regel.

Und dies soll nun bei Corona anders sein? Die Botschaft hör ich wohl – Sie wissen schon. Selbstverständlich ist Covid-19 eine sehr gefährliche Krankheit. Die Beispiele aus diesem Kapitel haben jedoch gezeigt, dass es zahlreiche andere Krankheiten gibt, die, zumindest wenn es um den »Body Count« geht, nicht nur mit Covid-19 mithalten können, sondern sogar mehr Menschenleben als das »Killervirus« fordern – und dies Jahr für Jahr. Auf eine politische Agenda schaffen es diese Todesursachen nicht. Warum auch?

Dass es der Regierung bei ihrer Corona-Politik an allererster Stelle um den Schutz der Gesundheit ging und geht, ist daher mehr als unwahrscheinlich. Zu groß ist die Diskrepanz zwischen Anspruch und Wirklichkeit, wenn man den Fokus einmal von Covid-19 auf andere Themenfelder ausweitet, die maßgeblich für das Thema Gesundheitsschutz sind.

Die vermeidbare Katastrophe

64 000 der bislang rund 84 000 Todesfälle, die das Robert Koch-Institut für Deutschland aufweist, entfallen auf die sogenannte zweite Welle von Anfang November 2020 bis Mitte März 2021. In diesen 18 Wochen verging zweitweise kein Wochentag, an dem das RKI nicht mehr als 1 000 Todesfälle im Zusammenhang mit Covid-19 vermelden musste. Statistisch waren rund 57 000 dieser während der zweiten Welle Verstorbenen älter als 70 Jahre, und rund 19 000 von ihnen lebten in Alten- und Pflegeheimen. Eine Katastrophe. Doch diese Katastrophe kam nicht aus dem heiteren Himmel. Dass Covid-19 eine Erkrankung ist, die insbesondere für alte Menschen mit Vorerkrankungen oft tödlich ausgehen kann, war bereits zum Zeitpunkt der ersten Infektionen in Europa im Frühjahr 2020 bekannt. Nötige Forderungen nach einem konsequenten Konzept zum Schutz der Risikogruppen wurden jedoch stets belächelt.

Bereits am 26. März 2020, also gerade einmal eine Woche nach den Bildern von Bergamo, wies ich im Rahmen eines Artikels auf den NachDenkSeiten[1] auf genau dieses drohende Katastrophenszenario hin und nannte auch sehr konkrete Maßnahmen, wie die strikte Kontrolle und bis zum Vorliegen eines Testergebnisses Isolation sämtlicher Neuzugänge in den Alten- und Pflegeheimen – vor allem, wenn sie aus dem Krankenhaus kommen – und die strikte Einhaltung von Hygienemaßnahmen und regelmäßige Tests beim Pflegepersonal und sämtlichen Besuchern dieser Einrichtungen. Obgleich viele Pflegeeinrichtungen mit viel Eigeninitiative – und wenig Unterstützung durch die Politik – das Problem durchaus erkannt und entsprechend gehandelt haben, wurden diese Maßnahmen in vielen anderen Einrichtungen erst ein gutes Jahr und mehr als 70 000 Todesfälle später mehr schlecht als recht umgesetzt. Ein Großteil dieser Todesfälle hätte verhindert werden können.

Aber man hat sich ja lieber das gesamte Frühjahr und dann auch noch den gesamten infektionsarmen Sommer die Köpfe über Kita-Schließungen, angebliche Corona-Partys und Reiserückkehrer zerbrochen. Anstatt die Situation in den Alten- und Pflegeheimen zu betrachten, starrte man lieber auf Infektionszahlen, den R-Wert und später die Inzidenzwerte. Heute vergeht kaum ein Tag, an dem in den Nachrichten nicht von Inzidenzwerten gesprochen wird. Die sollen bundesweit auf mindestens unter 50 gedrückt werden. Es könnte auch 35, 10 oder 100 sein, ohne dass dies zwingend konkrete Auswirkungen auf die Sterblichkeit in den Alten- und Pflegeheimen hätte. Der allgemeine Inzidenzwert ist nämlich nicht aussagekräftig, wenn es um die Vermeidung schwerer Krankheitsverläufe und Todesfälle geht, beschreibt er doch die Verbreitung des Virus in der Gesamtbevölkerung. Auch wenn es immer wieder vereinzelte Fälle von schweren und sogar tödlichen Verläufen bei jüngeren Menschen gibt, ist Covid-19 jedoch eine Krankheit, die vor allem sehr selektiv für Angehörige bestimmter Risikogruppen gefährlich ist. Sicher, abseits nackter statistischer Zahlen ist jeder Tote immer ein Toter zu viel. Jedoch muss man diesen Zahlen auch die schweren – ebenfalls oft tödlichen – Kollateralschäden der Maßnahmen entgegenstellen, die sich allerdings nicht solide beziffern lassen, da sie schwer zu definieren und noch schwerer zu messen sind. Das darf jedoch nicht davon ablenken, dass das Medianalter der Covid-19-Todesfälle in Deutschland bei 84 Jahren liegt und 89 Prozent der Verstorbenen älter als 70 Jahre waren. Bei den über 80-Jährigen verläuft laut Statistik jede zehnte Infektion (nicht Krankheit!) tödlich. Das individuelle Risiko, bei einer Infektion an Covid-19 zu sterben, ist für über 80-Jährige rund 10 000-mal so groß wie bei unter 60-Jährigen.

Die Lockdown-Maßnahmen wirken bei den Falschen

Wenn die Lockdown-Maßnahmen schwere Erkrankungen verhindern und Leben retten sollen, müssten sie also vor allem bei den Gruppen erfolgreich sein, die ein derart hohes individuelles Risiko aufweisen. Genau dies ist jedoch nicht der Fall. Schaut man sich die Zahlen des RKI an, muss man sogar das genaue Gegenteil feststellen.

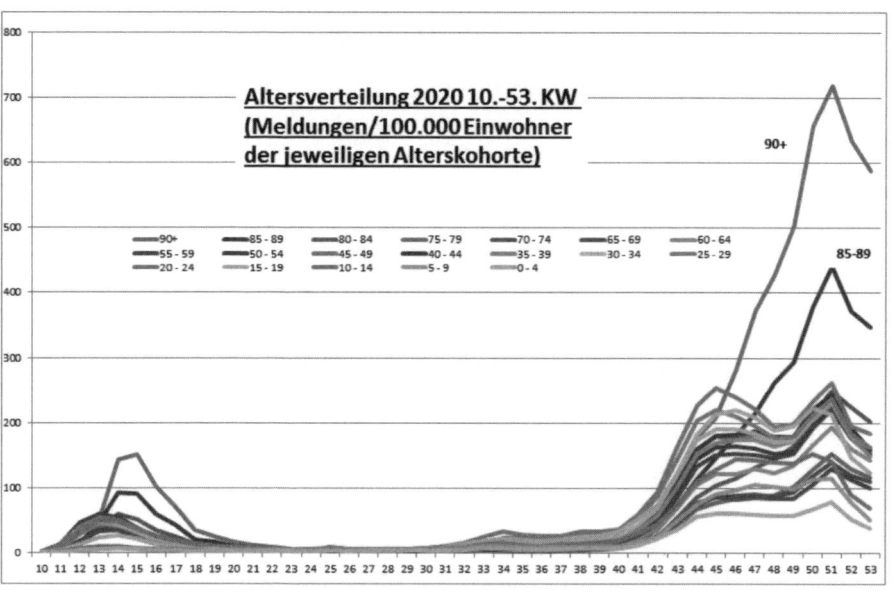

Altersverteilung 2020, 10.–23. Kalenderwoche
Quelle: Matthias Schrappe et al., Thesenpapier 7 – Die Pandemie durch SARS-CoV-2/CoViD-19[2]

Der November-Lockdown begann in der 45. Kalenderwoche. Wie man anhand der Zahlen sieht, stabilisierten sich in der Folge die Infektionszahlen bei allen Altersgruppen unter 85. Doch ausgerechnet bei den besonders gefährdeten Altersgruppen von 85 bis 90 und über 90 Jahren sanken die Infektionszahlen nicht etwa, sondern stiegen sogar massiv an. Einen traurigen Höhepunkt markierte

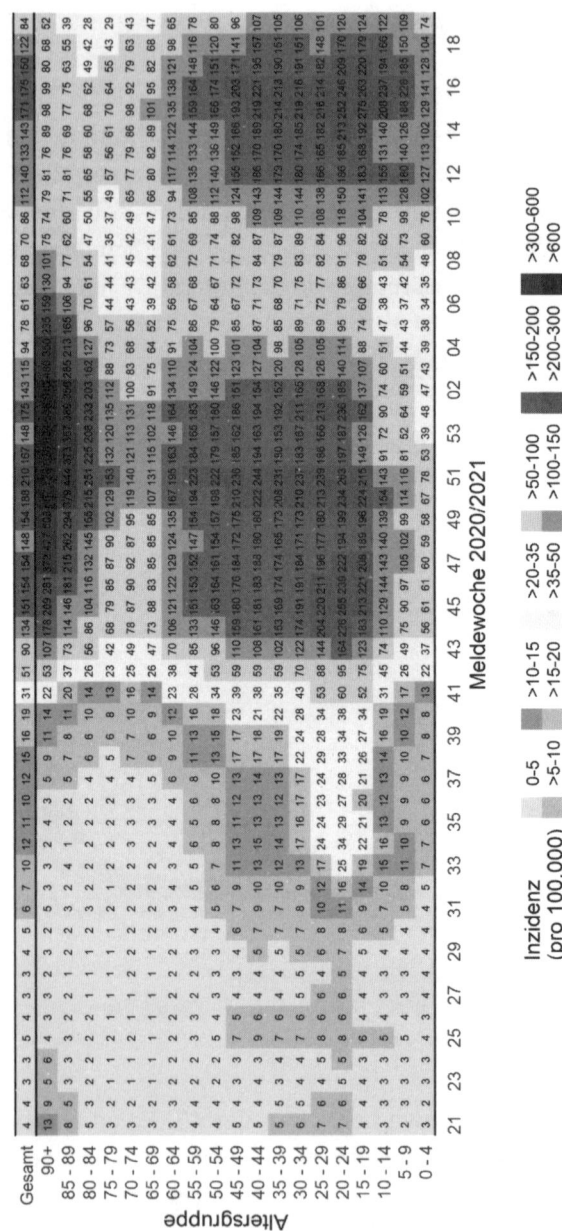

Deutschland: wöchentliche Covid-19-Inzidenz
Quelle: RKI Lagebericht 18. Mai 2021

dabei ein Inzidenzwert von über 700 (!) bei den über 90-Jährigen in der 51. Kalenderwoche 2020. Und diese Entwicklung hatte sich während der gesamten zweiten Welle auf einem hohen Niveau eingependelt. Erst in der zehnten Kalenderwoche 2020, die auch das Ende der zweiten Welle markiert, sanken die Inzidenzwerte in der Gruppe der Hochbetagten zum ersten Mal überhaupt unter die Inzidenzwerte der Gesamtbevölkerung. Und dies war kein Erfolg wie auch immer gearteter Lockdowns oder Maßnahmen, sondern eine ganz logische Folge der Priorisierung dieser Personengruppen bei der seit dem Jahreswechsel begonnenen Impfkampagne.

Dies ändert aber nichts an dem Umstand, dass das politische Versagen beim Schutz der Risikogruppen viele, viele unnötige Todesfälle verantwortet hat. Der Lockdown war nämlich nicht nur kein Skalpell, sondern ein Breitschwert, sogar ein Breitschwert, das mit stumpfer zielloser Gewalt alles Mögliche niedergeschlagen hat, nur dort nicht hinkam, wo es gebraucht worden wäre. Die Lockdown-Maßnahmen greifen vor allem in das alltägliche Leben junger und jüngerer Menschen ein. Über 90-Jährige gehören nun einmal nicht zu den typischen Besuchern von Fitnessstudios, Bars, Restaurants oder Tattoo-Studios. Wenn man berücksichtigt, dass wir hier zudem in den meisten Fällen von schwer vorerkrankten Personen sprechen, fallen auch Restaurants, Hotels und der klassische Einzelhandel als große Todbringer aus.

Wenn es oberstes Ziel der Politik ist, die Mobilität der Menschen zu senken, profitieren davon aus epidemiologischer Sicht natürlich die Menschen, die ohnehin nicht mobil sind, nur marginal. Während vor allem die jüngeren Altersgruppen unter den negativen Effekten des Lockdowns leiden, sind die positiven Auswirkungen der Lockdown-Politik gerade für die vulnerablen Gruppen wirkungslos. Ein Thesenpapier einer Wissenschaftlergruppe rund um das ehemalige Mitglied im Sachverständigenrat der Bundesregierung, Matthias Schrappe, bringt es auf den Punkt:

»Es besteht die paradoxe Situation, dass eine mit hohen gesellschaftlichen Kosten verbundene Lockdown-Politik durchgesetzt

wird, ohne andere Optionen in Betracht zu ziehen und über einen dringend notwendigen Strategiewechsel überhaupt nur nachzudenken, obwohl die am stärksten Betroffenen, die höheren Altersgruppen und Pflegeheimbewohner/Innen, durch einen Lockdown nicht geschützt werden.«

Matthias Schrappe et al., Thesenpapier 7 –
Die Pandemie durch SARS-CoV-2/Covid-19[3]

Das Sterben in den Heimen

Wenn es um die Frage geht, wo sich Menschen mit dem SARS-Cov-2-Virus anstecken, tappt das RKI nach wie vor weitestgehend im Dunkeln. Nur in jedem sechsten Infektionsfall kann man den Ausbruch zuordnen, und hier spielen die Bereiche, die durch die Lockdown-Maßnahmen beeinflusst werden, kaum eine Rolle. Während also Kindergärten, Schulen und der gesamte Freizeitbereich in den Statistiken des RKI fast bedeutungslos sind, waren Alten- und Pflegeheime während der zweiten Welle der mit Abstand größte Infektionsherd, und hier ist Infektion nicht gleich Infektion. Es macht nun einmal einen himmelweiten Unterschied, ob sich ein Kind mit dem Virus infiziert, für das die Infektion in nahezu allen Fällen keine ernsthafte Bedrohung darstellt, oder ob sich ein vorerkrankter Hochbetagter infiziert, der mit einer Wahrscheinlichkeit von eins zu vier die Krankheit nicht überleben wird.

Seit Beginn der Pandemie wusste die Politik, dass Covid-19 eine Krankheit ist, die vor allem für die Hochbetagten und insbesondere die Bewohner von Alten- und Pflegeheimen lebensgefährlich ist. Und passiert ist so gut wie nichts. Schnelltests, die seit dem März 2020 zur Verfügung standen, wurden erst ein gutes Jahr später großflächig eingesetzt. Vonseiten der Politik hieß es immer, vorher hätten diese Tests gar nicht zur Verfügung gestanden. Das ist eine glatte Lüge. Bereits am 12. Mai 2020 appellierte der Virologe Alexander

Kekulé in seinem Podcast[4] an das RKI und die Politik, diese »schon zur Verfügung stehenden« (sic!) Tests großflächig einzusetzen. Dies sei die »einzig zur Verfügung stehende Alternative« dazu, sich »von Lockdown zu Lockdown zu hangeln, bis ein Impfstoff zur Verfügung steht«. Im Nachhinein muss man ihm sicher recht geben.

Wie kommt das Virus eigentlich in die Heime? Hauptsächlich wohl durch das System, das ich in einem Artikel im März 2020[5] das »Karussell« getauft habe. Dabei geht es um eine in der Praxis leider häufig vorkommende Unart, die eine indirekte Folge der Privatisierung der Heime und deren Unterfinanzierung ist. In zahlreichen Altenheimen ist die Personaldecke derart dünn, dass vor allem pflegeintensive Patienten gerne mal für ein paar Tage im Krankenhaus »geparkt« werden. Entsprechende Überweisungen sind schnell geschrieben. Gerade bei multimorbiden Altenheimbewohnern findet sich fast immer ein Grund für eine Einweisung – und sei es der obligatorische Dekubitus, also die Schädigung der Haut und des darunter liegenden Gewebes, im Volksmund auch »Wundliegen«. Er entsteht, wenn bettlägerige Bewohner vom Pflegepersonal über längere Zeit nicht umgelagert wurden.

Auch für die Krankenhausbetreiber ist dies ein lukratives Geschäft, solange man die betroffenen Patienten möglichst schnell wieder in die Heime entlassen konnte. In Zeiten der Fallpauschalen und des Kostendrucks drückt man daher bei so manchen »windigen« Diagnosen auch gerne mal beide Augen zu. So entstand aus dem Pflegenotstand heraus eine Art »Karussell« mit multimorbiden Patienten. Durch Covid-19 wurde dieses Karussell jedoch der Kern einer echten Katastrophe.

Krankenhäuser sind eine Risikozone für die Verbreitung von Infektionen jeglicher Art. Covid-19 ist in diesem Zusammenhang besonders problematisch, da sich auch das Personal bis zum Frühjahr 2021 nicht gegen die Krankheit impfen lassen konnte und Hygienevorschriften hier oft im täglichen, durch Personalknappheit gekennzeichneten Arbeitsalltag ignoriert werden. Schon die dokumentierten Fälle aus der chinesischen Provinz Hubei haben gezeigt, dass vor allem Ärzte und Krankenschwestern tragischerweise häufig als »Super-Spreader« das Virus unter den häufig immungeschwächten Patienten verbreitet haben. Deutschland hat daraus wenig gelernt.

Die unverständlich lasche Testpraxis in den Krankenhäusern hat die tödlichen Auswirkungen des »Karussells« unterstützt. Bis tief in den Herbst 2020 hinein wurden dort Neuzugänge ohne eindeutigen Corona-Verdacht wie ehedem von der Aufnahme direkt in die Mehrbettzimmer auf Station verlegt. Dort wurde dann je nach freien Kapazitäten am ersten oder zweiten Tag ein PCR-Test vorgenommen, dessen Ergebnis jedoch auch meist erst zwei Tage später vorlag – schließlich war einer der ersten Sparmaßnahmen im Krankenhaussystem das Outsourcen von Labordienstleistungen. Im Haus können zumindest bei kleinen und mittelgroßen Krankenhäusern nur noch Routineaufgaben wie das Erstellen eines Blutbilds vorgenommen werden.

Auch das Personal der deutschen Kliniken, das nicht auf den Intensivstationen täglich mit Covid-Patienten in Kontakt stand, wurde bis in die zweite Welle hinein nur in Ausnahmefällen auf das Coronavirus getestet. Es war also klar, dass das Virus seinen Weg auf die Normalstationen der Krankenhäuser finden sollte, die im Windschatten der ganzen Debatte rund um die Intensivstationen ihre ganz normale Arbeit ohne besondere Schutzmaßnahmen fortführten.

Jeder Patient, der sich beim »Karussell« im Krankenhaus infiziert, aufgrund der Inkubationszeit aber noch symptomfrei bleibt und in sein Pflege- oder Altenheim zurück überwiesen wird, ist eine tickende epidemiologische Zeitbombe. Denn in den Heimen wurden die aus den Krankenhäusern zurückkehrenden Bewohner natürlich auch meist weder getestet noch isoliert. Wer möglicherweise infizierte Patienten in die Altenheime zurückschickt, trägt das Virus mitten in eine Petrischale voller Risikopatienten.

Dass man gleichzeitig mit rigiden Maßnahmen tiefe Einschnitte in das öffentliche und wirtschaftliche Leben des Landes vornimmt und auf der anderen Seite die Risikogruppen, um die es ja eigentlich gehen sollte, derart stiefmütterlich am Rande behandelt, ist ein Skandal. Ein wirkungsvoller Schutz der Alten- und Pflegeheime wäre ohne horrende Kosten und vor allem ohne nennenswerte Kollateralschäden jederzeit möglich gewesen. Damit hätte man sehr viele Menschenleben retten können.

Es kam jedoch anders. Die Hygienekonzepte der Alten- und Pflegeheime sind oft das Papier nicht wert, auf dem sie stehen, und werden in der Praxis ignoriert – wen wundert dies, fehlt das nötige Personal doch an allen Ecken und Kanten und ist die Betreuungssituation doch auch in normalen Zeiten schon prekär. Auf eine finanzielle Kompensation der Mehrkosten können die Betreiber solcher Einrichtungen meist nicht zählen. Und Ordnungsämter und das Gewerbeaufsichtsamt sind derweil mit der Kontrolle der AHA-Regeln im öffentlichen Raum voll ausgelastet. Von einer lückenlosen Kontrolle der Hygienekonzepte in den Heimen kann überhaupt nicht die Rede sein.

Von den Medien wurden zielgerichtete Ansätze vor allem von denjenigen kritisiert und belächelt, die der Wahnvorstellung anhängen, man könne das Virus durch flächendeckende Lockdowns »ausrotten«. Genau dieser Ansatz wird offenbar auch von den Beratern der Bundesregierung verfolgt und sollte doch eigentlich als gescheitert gelten. Diese Diskussion hätte man – dann aber nicht auf nationaler, sondern mindestens auf europäischer Ebene – vielleicht im Februar 2020 führen können. Nachdem das Virus in Europa nicht mehr endemisch, sondern flächendeckend und pandemisch auftrat und die Infektionen nicht mehr gezielt nachverfolgbar waren, hätte man sich auf den Schutz der Risikogruppen fokussieren müssen. Das ist nicht geschehen.

Forderungen nach einem wirkungsvollen Schutz der Risikogruppen spielten während der gesamten Debatte – auch nach Zehntausenden Todesfällen in den Alten- und Pflegeheimen – bestenfalls eine Nebenrolle. Lieber diskutiert man über die angeblich infektionstreibenden Kinder in den Kindergärten und Schulen, oder man mokiert sich über Jugendliche, die sich in öffentlichen Parks treffen, um zumindest ein Mindestmaß an sozialen Kontakten zu genießen. Die sterbenden Altenheimbewohner tauchten in den Medien meist nur als Nummer in einer Statistik auf, die dann instrumentalisiert wurde, um noch mehr und noch härtere Maßnahmen zu fordern, die wieder einmal alle außer die eigentlichen Risikogruppen treffen. Die meisten Medien verfolgen nach wie vor die Vorstellung, man könne die Alten am besten dadurch schützen, dass man die Kontakte der Jüngeren minimiert. Und die Politik nickt brav und setzt eine sinnlose Maßnahme nach der anderen um.

Wer darauf hinweist, kommt sich jedoch schnell vor wie das Kind im Märchen »Des Kaisers neue Kleider«. Schlimmstenfalls wird man sogar als »Corona-Leugner« oder »Corona-Verharmloser« verunglimpft. Das ist paradox. Sind nicht eher diejenigen, die die vulnerablen Gruppen vergessen, für die Corona oft tödlich ist, die eigentlichen »Verharmloser«?

Das »große Sterben« der Alten ist zum Glück seit dem Ende der zweiten Welle Vergangenheit. Mussten noch 64 000 meist Hochbetagte die zweite Welle mit ihrem Leben bezahlen, forderte die ab der elften Kalenderwoche 2021 laufende dritte Welle nur noch (Stand 23. Mai 2021) rund 9 000 Menschenleben, und hier ist sogar davon auszugehen, dass sehr viele dieser Opfer eigentlich der zweiten Welle zugerechnet werden müssten, da zwischen Infektion, Erkrankung, schwerem Verlauf, Hospitalisierung, Intensivstation und im schlimmsten Falle am Ende dem Tod oft viele Wochen liegen.

Jedoch war es keine Maßnahme der Regierung und erst recht nicht der Lockdown, der dem Sterben ein Ende bereitet hat. Am 25. März konnte das RKI vielmehr vermelden, dass mit einer Impfquote von 95 Prozent[6] die Bewohner der Alten- und Pflegeheime nun faktisch durchgeimpft seien. Es waren also in der Sprache der Epidemiologen nicht die »nicht-pharmakologischen Interventionen«, ein Begriff, der die Lockdown-Maßnahmen zusammenfasst, sondern die »pharmakologischen Interventionen«, die die Lage deutlich entspannten. Kein Grund für die Politik, sich auf die Brust zu klopfen.

Zum Stand der Drucklegung dieses Buches lag die Inzidenz der 75- bis 85-Jährigen bei unter 30 und somit auch außerhalb der

Alten- und Pflegeheime in einem Bereich, der hohe Sterbezahlen ausschließt. Aus der statistischen Über- wurde eine Untersterblichkeit. Heute vermeldet das Robert Koch-Institut nicht mehr 1 000, sondern nur noch durchschnittlich 200 Todesfälle pro Tag, und da dies eine stark nachlaufende Größe ist, werden die Ziffern in absehbarer Zeit noch weiter sehr deutlich sinken. Ist das das Ende der Pandemie?

Corona – gekommen, um zu bleiben

Die Hoffnung stirbt bekanntlich zuletzt. Hoffnung kann jedoch auch trügen und dazu führen, dass ein ganzes Volk sich in eine Duldungsstarre begibt und Dinge über sich ergehen lässt, gegen die es ansonsten aufbegehrt hätte. Wie mächtig die Hoffnung sein kann, zeigt ein Experiment[1], dass der amerikanische Psychologe und Verhaltensforschers Curt Richter 1957 mit Ratten durchgeführt hat. Richter steckte die armen Ratten in ein Wasserbecken, aus dem es kein Entkommen gab. Warfen sie wilde Ratten in das Becken, so gaben diese ihr Strampeln im Schnitt nach etwa 15 Minuten auf und ertranken. Ratten, die zuvor an den Menschen gewöhnt waren, ihm also vertrauten, hielten deutlich länger durch. Die zentrale Erkenntnis des Experiments war jedoch eine andere. Wenn die Forscher eine wilde Ratte kurz vor ihrem Tod aus dem Becken holten, sie versorgten, ihr also Hoffnung gaben, und sie danach wieder ins Becken setzten, hielt diese bis zu 40 und 60 Stunden durch, bevor ihre neu erworbene Hoffnung erstarb und sie jämmerlich unterging.

Für die Wissenschaftler um Richter war die Sache klar: Die wilden Ratten hatten zuvor nie die Erfahrung gemacht, dass sie jemand hätte retten können. Sie waren auf sich gestellt, erkannten die Hoffnungslosigkeit der Situation sehr schnell und gaben ihren Überlebenswillen bereits nach kurzer Zeit auf. Wurden sie jedoch von den Wissenschaftlern aus dem Becken gezogen, erfuhren sie, dass eine Rettung aus ihrer hoffnungslosen Situation möglich erscheint, und entwickelten eine schier unglaubliche Durchhaltekraft. Heute nennen Wissenschaftler diesen Effekt positiven Stress oder Eustress.

Nun sind wir keine wilden Ratten, doch im Grunde ähnelt unsere

Reaktion auf die Pandemie und die Maßnahmen dem Verhalten von Richters Versuchstieren. Auf der einen Seite sind wir von Ängsten, also negativem Stress, getrieben, auf der anderen Seite sorgt der positive Stress der Hoffnung auf ein möglichst baldiges Ende der Pandemie und der Maßnahmen dafür, dass diejenigen, die von den Ängsten vor der Pandemie getrieben sind, noch nicht vollkommen resigniert haben und die anderen, die hauptsächlich von sozialen und ökonomischen Ängsten vor den Maßnahmen oder von Ängsten vor dauerhaften Einschnitten in ihre Freiheit getrieben sind, noch nicht zum Sturm auf das Regierungsviertel geblasen haben. Mit Ausnahme der verunglimpften Querdenker, die gegen die Maßnahmen auf die Straße gehen, haben sich viele von uns einem eigenartigen Fatalismus unterworfen. Schließlich gibt es Hoffnung – Hoffnung auf ein baldiges Ende der Pandemie sowie der Maßnahmen und auf eine Rückkehr zur alten Normalität.

Wie trügerisch diese Hoffnung ist, zeigen die zur Drucklegung dieses Buches von der Regierung immer noch kommunizierten Bedingungen für ein Exit-Szenario. Bevor die Kontaktbeschränkungen mittelfristig gelockert werden könnten, müsse ein »Großteil der Bevölkerung eine Immunität gegen das Virus entwickelt haben«[2], so das Bundesgesundheitsministerium in einer Antwort auf eine kleine Anfrage der FDP-Fraktion im Bundestag[3]. Unter einem »Großteil« versteht die Bundesregierung die vielzitierte »Herdenimmunität«, und die ist nach Aussagen des Bundesgesundheitsministerium erst dann erreicht, wenn 70 bis 80 Prozent der Bevölkerung gegen das Virus immun sind.

70 bis 80 Prozent von 83 Millionen Einwohnern – das sind 57 bis 66 Millionen Menschen. Und da die Politik darauf aus ist, diese Immunisierung durch Impfungen zu erreichen und es bisher keinen Impfstoff gibt, der für Kinder und Jugendliche getestet oder gar zugelassen wäre, fallen vorerst ohnehin bereits 14 Millionen potenzielle Impflinge weg. Überträgt man nun die angestrebte Impfquote von 80 Prozent der Bevölkerung auf den Rest, so müsste man 96 Prozent der Erwachsenen gegen Covid-19 impfen. Das ist eine Zahl, die ohne einen rigorosen Impfzwang nicht zu erreichen ist.

Einen solchen Impfzwang schließt die Politik jedoch bislang kategorisch aus. Dafür weisen jüngere Äußerungen von Bundesgesundheitsminister Spahn darauf hin, dass man im Herbst 2021 den Kindern ein Impfangebot für einen für sie nur unzureichend getesteten Impfstoff machen will[4]. Das wäre ein Skandal.

Herdenimmunität versus Herdenschutz

Der Begriff Herdenimmunität kommt aus der Veterinärmedizin und beschreibt die vollständige Immunisierung einer eng abgegrenzten kleinen Gruppe, also einer Herde, gegen einen Erreger. Eigentlich ist dieses Konzept nicht realistisch auf den Menschen übertragbar, da Menschen sich nun einmal nicht in künstlich begrenzten Clustern wie Herden bewegen, sondern es immer wieder einen – potenziell infektiösen – Austausch zwischen den Clustern gibt. Noch unrealistischer ist es, dieses Konzept für das SARS-CoV-2-Virus anzustreben, da Coronaviren nun einmal zu Mutationen neigen, wie wir es in der Pandemie bereits mehrfach gesehen haben. Das ist übrigens erst einmal kein Grund zur Panik. Evolutionsbiologisch haben Viren nichts davon, ihren Wirt zu töten. In der langen Geschichte der Viren haben sich meist die Mutanten durchgesetzt, bei denen eine erhöhte Infektiosität mit einer geringeren Pathogenität einhergeht.

Das SARS-CoV-2-Virus wird daher nicht verschwinden, sich aber sehr wahrscheinlich langfristig an den Menschen anpassen und seine Bedrohung verlieren. Bis dahin wird es aber noch dauern. Es deutet jedoch zum Glück auch nichts darauf hin, dass wirklich so etwas wie eine Herdenimmunität nötig ist, um mit Corona leben zu können. Leider wird dies jedoch von den allermeisten Journalisten und Politikern nicht wirklich verstanden. So liest man beispielsweise beim Bayerischen Rundfunk jenen folgenschweren, aber auch falschen Satz, den man immer wieder hört: »Erst wenn die sogenannte Herdenimmunität erreicht ist, kann sich das Virus nicht mehr ungebremst weiterverbreiten.« Das ist vollkommener Unsinn, da jede einzelne Immunität die Verbreitung von Viren potenziell bremst, und je mehr Menschen eine Immunität entwickelt haben, desto größer ist die bremsende Wirkung. Es muss nicht zwingend eine Vollbremsung sein. Epidemiologen sprechen hier nicht von einer Herdenimmunität, sondern von einem Herdenschutz.

Wichtig ist in diesem Zusammenhang auch, dass sowohl der Herdenschutz als auch eine unrealistische Herdenimmunität keinesfalls nur über Impfungen erzielt werden kann. Eine weitreichende Immunität wird nämlich ohnehin kommen – bei den einen durch Impfung und bei den anderen durch eine durchgemachte Infektion, die aus rein immunologischer Sicht auch »nur« eine Impfung mit oft schweren Nebenwirkungen ist. Und das ist keineswegs zynisch gemeint. Stand 24. Mai 2021 haben sich 3,6 Millionen Deutsche nachweislich mit dem SARS-CoV-2-Virus infiziert und dadurch eine Immunität erworben. Wenn man die Dunkelziffer der nicht erkannten Infektionen konservativ mit dem Faktor Drei ansetzt, sind dies mehr als 10 Millionen Menschen. Ferner gibt es aktuell 11 Millionen vollständig Geimpfte und 22 Millionen Menschen, die eine erste Impfdosis erhalten haben. Grob geschätzt ist also schon jeder zweite bis dritte Deutsche in irgendeiner Form immun – hinzu kommen die bis jetzt noch nicht ernsthaft wissenschaftlich untersuchten Menschen, die eine Teilimmunität durch eine zuvor durchgemachte Infektion mit

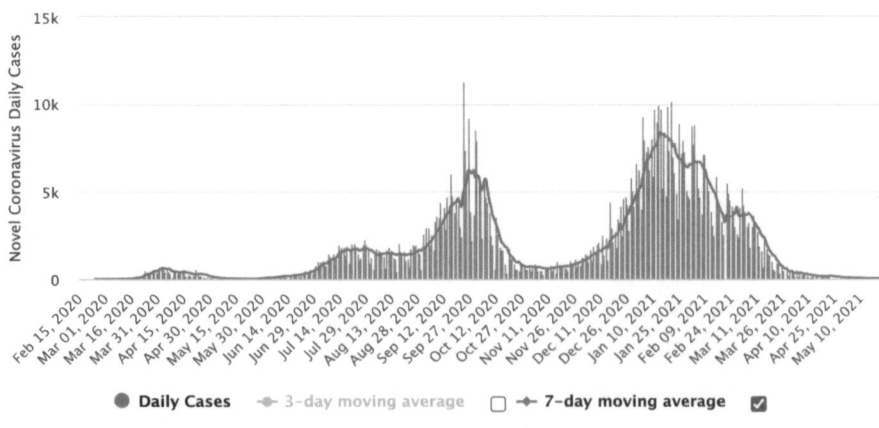

Neuinfektionen Israel
Quelle: Worldometers.info, 24. Mai 2021, Dover, Delaware, USA

einem anderen Coronavirus erlangt haben. Wir haben also bereits jetzt einen ordentlichen Herdenschutz, und er wird von Tag zu Tag durch Impfungen und Infektionen größer.

Wie ein solcher Herdenschutz bei Covid-19 aussehen kann, zeigt ein Blick auf zwei Länder, deren Impfprogramme vergleichsweise weit fortgeschritten sind – Israel und Großbritannien. Obgleich in Israel am 22. Mai 2021 »nur« 59,1 Prozent der Bevölkerung vollständig und 62,8 Prozent der Bevölkerung ihre erste Impfdosis bekommen hatten, ist dort die Verbreitung des Virus nahezu zum Erliegen gekommen. Musste das Land zum Höhepunkt der zweiten Welle noch im Sieben-Tage-Schnitt mehr als 8 000 Neuinfektionen pro Tag vermelden, waren es Ende Mai 2021 weniger als 30. Sie haben richtig gelesen. 30 Infektionen pro Tag in einem Land mit rund neun Millionen Einwohnern. Am 24. Mai konnte Israel seine letzte Krankenstation für Covid-Patienten schließen[5].

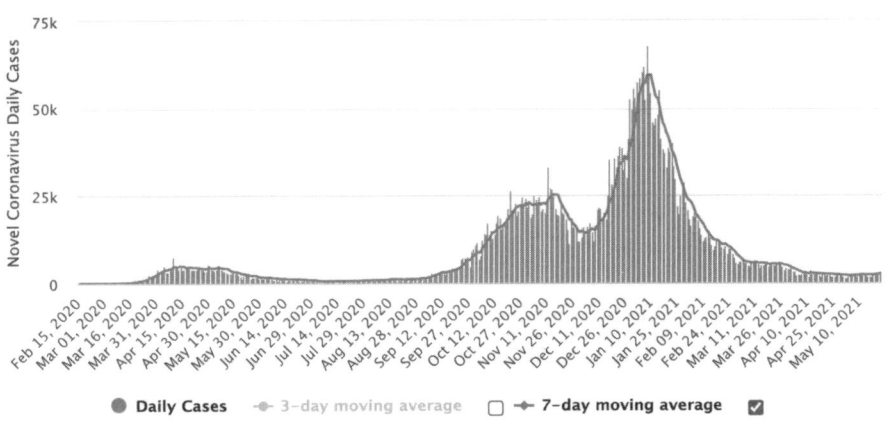

Neuinfektionen Großbritannien
Quelle: Worldometers.info, 24. Mai 2021, Dover, Delaware, USA

Ganz so weit ist Großbritannien noch nicht. Hier waren mit Stand 21. Mai 2021 32,5 Prozent der Bewohner vollständig und 55,6 Prozent mit einer ersten Dosis geimpft worden. Die Infektionszahlen haben sich dabei – trotz Mutanten – seit Mitte April auf Werte um die 2 000 pro Tag eingependelt. Hierbei handelt es sich vor allem um jüngere Menschen, die auch in Großbritannien aufgrund der Priorisierung erst ganz am Ende zur Spritze gebeten werden. So ist Ende Mai erst jeder zehnte Brite zwischen 16 und 39 Jahren vollständig geimpft, und das Land hat seine Maßnahmen zudem seit dem 12. April spürbar gelockert. So ist sogar der Besuch von Pubs wieder möglich. Dennoch sorgt der Herdenschutz dafür, dass dies nicht zu steigenden Infektionszahlen führt, was nach den Aussagen derer, die eine Herdenimmunität anstreben, ja eigentlich geschehen sollte.

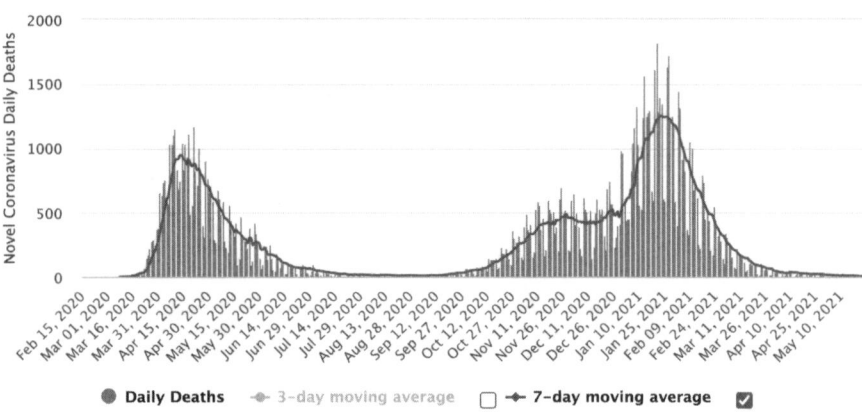

Sterbefälle Großbritannien
Quelle: Worldometers.info, 24. Mai 2021, Dover, Delaware, USA

Viel wichtiger ist jedoch, dass in Großbritannien die Sterbezahlen ganz massiv heruntergegangen sind. Ende Mai sterben in Großbritannien im Schnitt nur noch fünf Menschen pro Tag an oder mit Covid-19 – zum Höhepunkt der zweiten Welle lag der Schnitt hier bei mehr als 1 200 Menschen pro Tag. Das ist jedoch alles andere als überraschend, weist das Land bei den Risikogruppen und den über 70-Jährigen doch durchgängig Impfquoten von mehr als 90 Prozent auf.

Das Beispiel Großbritannien zeigt, dass es keiner Herdenimmunität bedarf, um Covid-19 so weit einzuhegen, dass es keine Gefahr mehr darstellt, die Maßnahmen gleich welcher Art rechtfertigen würde. Denn eine Krankheit, die täglich fünf Menschen tötet, ist zwar nach wie vor eine ernste Krankheit, aber ganz sicher keine Pandemie.

Betrachtet man die Sache also unaufgeregt, reicht eine hohe Impfquote innerhalb der Risikogruppe verbunden mit einem Herdenschutz durch eine Gesamtimpfquote von ungefähr 30 Prozent aus, um Covid-19 zwar nicht zu besiegen, aber zumindest zu »domestizieren« und zu einer endemischen Krankheit zu machen, mit der wir – allein schon mangels realistischer Alternativen – leben können, leben müssen.

Was wird aus den Maßnahmen, wenn ihre Begründung wegfällt?

Wenn nur noch sehr wenige Menschen schwer erkranken oder sterben und die meisten Impfwilligen ihr Impfangebot erhalten haben, fällt auch die gesamte Begründung weg, mit der die Politik ihre Maßnahmen verhängt. Warum verhängt ein Staat bei einer Pandemie Lockdown-Maßnahmen mit massiven direkten und indirekten Kollateralschäden? Die Antwort der Politik darauf lautet: Um Menschen, die nicht an Covid-19 erkranken wollen, zu schützen. Dafür nimmt man dann in Kauf, dass auf der anderen Seite Menschen durch die Maßnahmen geschädigt werden. Dies ist eine Abwägungsfrage. Dieses Buch belegt, dass man mindestens die Ausrichtung der Maßnahmen und vielleicht sogar die Maßnahmen in Gänze kritisch sehen muss, da hier eben keine sinnvolle Abwägung stattfindet. Doch welche Berechtigung hat diese offizielle Begründung noch, wenn man jedem Bürger, der dies will, den Schutz vor Covid-19 auch auf andere Art und Weise gewährleisten kann und Covid-19 durch den Herdenschutz keine große Gefahr mehr für die Gesellschaft oder das Gesundheitssystem darstellt?

Damit entfällt die Begründung der Maßnahmen. Wer durch eine Impfung geschützt ist, muss nicht mehr durch Maßnahmen geschützt werden. Die Maßnahmen »müssen« dann nicht – so wie es derzeit seitens der Regierung Sprachregelung ist – in verschiedenen Stufen so lange aufrechterhalten werden, bis es zu einer Herdenimmunität kommt, die jedoch eine unrealistische Zielsetzung ist.

Jeder Bürger entscheidet selbst, welches Risiko er eingehen will. Und wenn trotz medialen Trommelfeuers ein Teil der Bevölkerung nicht durch eine Impfung geschützt werden will, dann ist dies vollkommen in Ordnung. Das beliebte Argument, wer sich nicht an die Maßnahmen halte, gefährde andere, ist zumindest im Hinblick auf die Impfungen ohnehin vollkommen abstrus. Wer denkt, Ungeimpfte könnten Geimpfte gefährden, glaubt auch nicht an die Wirksamkeit von Impfungen. Und Impfskeptiker sind unsere Regierungspolitiker sicherlich nicht.

Ein Blick in die Zukunft

Ist die Hoffnung auf ein baldiges Ende der Lockdown-Maßnahmen also berechtigt? Oder strampeln wir letzten Endes wie die Ratten im Tierversuch vergebens, aber dafür dank unserer Hoffnung umso länger? Auf diese Fragen kann man wohl keine zufriedenstellenden Antworten geben. Die omnipräsente Angst-Propaganda hat bei sehr vielen unserer Mitmenschen schon lange die Oberhand gewonnen, man hat sich mit der Pandemie eingerichtet und empfindet die Maßnahmen als alternativlose politische Reaktion darauf. Die alte Normalität gibt es nicht mehr. In einer bundesweiten Umfrage unter 14- bis 35-Jährigen[6] gaben im September 2020 mehr als die Hälfte der Befragten an, dass sie auch nach der Pandemie in »besonderen Situation wie Erkältungszeiten« eine Maske tragen wollen. Der Vorsitzende des Virchowbundes, der die niedergelassenen Ärzte vertritt, konnte sich sogar gegenüber der *Welt*[7] im Februar 2021 vorstellen, dass Masken künftig bei Grippewellen »eine Option« seien. Diese Idee hatte das Robert Koch-Institut bereits 2011 erfolglos in den Ring geworfen[8].

Auch die bisherigen Stellungnahmen der Bundesregierung lassen nicht gerade Hoffnung aufkommen, dass die Maßnahmen-Pandemie schon bald Geschichte ist. Noch immer träumt man von einer Herdenimmunität durch Impfungen und hat nun bereits die Kinder im Visier. Das ist nicht nur vollkommen paradox, sondern zudem brandgefährlich. Kinder sind durch das Virus nicht gefährdet, müssen also auch nicht durch eine Impfung geschützt werden. Es geht offensichtlich gar nicht um die Kinder selbst, sondern darum, Kinder als infektiöse Elemente zu eliminieren: Sie erkranken zwar selbst nicht schwer, können die Viren aber an Erwachsene weitergeben, die zumindest potenziell schwer erkranken könnten. Doch auch dieser Ansatz ist grotesk. Selbst wenn man bei den Zulassungen alle zur Verfügung stehenden Augen zudrückt, wäre eine Impfkampagne bei den Kindern zeitlich erst dann möglich, wenn die Impfkampagne bei den Erwachsenen schon nahezu jeden Impfwilligen erreicht hat. Wen will man also vor den infektiösen Kindern schützen? Ihre geimpften oder impfunwilligen Großeltern? Im ersten Fall ist dies nicht notwendig, im letzteren Fall nicht geboten, da die Großeltern dieses Restrisiko freiwillig eingehen.

Dafür ist das Risiko gewaltig. Schon aufgrund der zeitlichen Komponente ist es nicht möglich, die in einem teleskopierten Verfahren entwickelten und im Rahmen von Notfallzulassungen genehmigten Impfstoffe auf mögliche Langzeitschäden zu untersuchen. Will man also aus unseren Kindern Versuchskaninchen machen? Sollen sie für den eher ideologischen Plan, das Virus über eine Herdenimmunität auszurotten, vorsätzlich gefährdet werden?

Und auch auf anderen Feldern wird die alte Normalität so nicht wiederkommen. Es soll hier gar nicht um Restaurants und Kneipen gehen, die nie wieder öffnen. Es soll hier auch nicht darum gehen, dass man in Zukunft sicherlich nicht mehr ohne Impfnachweis international reisen kann. Es soll auch nicht darum gehen, dass die während der Lockdowns eingeführten Überwachungsmaßnahmen und die Digitalisierung mit hoher Wahrscheinlichkeit nicht mehr rückabgewickelt werden. Nein, viel wichtiger ist doch die Frage, was die Pandemie und was die Maßnahmen mit uns gemacht haben.

Wer eineinhalb Jahre lag andere Menschen zuallererst als potenzielle Gefährder gesehen hat, wird nicht mehr so schnell Fremde in seine Arme schließen. Wer Kinder nicht als Bereicherung, sondern als Bedrohung gesehen hat, wird dies nicht auf Knopfdruck ändern. Und wer Angst vor Berührungen, Angst vor Nähe hatte, wird ein anderer Mensch bleiben. Wer Kritiker am Regierungskurs als Spinner wahrgenommen hat, wird dies auch auf andere Themenfelder übertragen.

Wir müssen keine Angst vor Viren haben. Zumindest auf epidemiologischer Ebene ist die Pandemie schon bald vorbei. Die Zerwürfnisse bleiben jedoch. Es wurden Gräben gezogen, die sich womöglich sehr lange nicht mehr überwinden lassen. Der Riss, der durch unsere Gesellschaft geht, bleibt. Und davor habe ich Angst.

Anmerkungen

Ist die Angst vor Corona gerechtfertigt?

1 R+V Versicherungen, Infocenter der R+V Versicherung, »Die Ängste der Deutschen 2017«, Wiesbaden, 2017

2 DESTATIS, Anzahl der Gestorbenen nach Kapiteln der ICD-10 und nach Geschlecht für 2019, 30. November 2020, online unter www.destatis. de/DE/Themen/Gesellschaft-Umwelt/Gesundheit/Todesursachen/ Tabellen/gestorbene_anzahl.html;jsessionid=37A9C90AE87A514F-95C9C2A6B88969DC.live742, abgerufen am 27. Mai 2021

3 Ronald A. Howard: »On Fates Comparable to Death«, in: *Management Science*, 30, 1984, Nr. 4, S. 407–422

4 Blastland, Michael; Spiegelhalter, David: *The Norm Chronicles: Stories and Numbers About Danger and Death,* (1 ed.), Basic Books, New York, 2014, S. 14

5 Hannoversche Lebensversicherung AG: »Was ist ein Micromort und warum wir täglich Risiken eingehen«, online unter www.hannoversche. de/wissenswert/micromort, abgerufen am 27. Mai 2021

6 Ghisolfi, S.; Almås, I.; Sandefur, J. C. et al: Predicted COVID-19 fatality rates based on age, sex, comorbidities and health system capacity, BMJ Global Health 2020, S. 3

7 Wodarg, Wolfgang: »Without PCR-Tests there would be no reason for special alarm«, 1. März 2020, online unter http://archive.is/pMuNc, abgerufen am 27. Mai 2021

8 SWR1 Leute: »Obduzierte viele Corona-Tote, kritisierte früh das RKI | Rechtsmediziner Klaus Püschel«, 29. Juli 2020, online unter www.youtube.com/watch?v=mPM1CZlvN10, abgerufen am 27. Mai 2021

9 MDR: »Kekulés Corona-Kompass #88: Die Komplexität der Todes-Zahlen«, 30. Juli 2020, online unter www.youtube.com/watch?v=_QT1j tYE4h0, abgerufen am 27. Mai 2021

10 Tsvetkova, Maria; Ivanova, Polina; Reuters: »Sharp increase in Moscow pneumonia cases fuels fears over coronavirus statistics«, 19. März 2020, online unter www.reuters.com/article/us-coronavirus-he alth-russia/sharp-increase-in-moscow-pneumonia-cases-fuels-fe

ars-over-coronavirus-statistics-idUSKBN216305, abgerufen am 27. Mai 2021

11 Robert Koch-Institut: »Empfehlungen zum Umgang mit SARS-CoV-2-infizierten Verstorbenen«, Stand 3. März 2021, online unter www.rki.de/DE/Content/InfAZ/N/Neuartiges_Coronavirus/Verstorbene.html, abgerufen am 27. Mai 2021

12 Kielon, Kristin, MDR Wissen: »Pathologen fordern Obduktion von Verstorbenen Covid 19-Erkrankten«, 23. April 2020, online unter www.mdr.de/wissen/corona-tote-krankenhaus-obduktion-100.html, abgerufen am 27. Mai 2021

13 UKE Hamburg: »Auswertung bestätigt: Therapieumstellung bei COVID-19-Erkrankten reduziert Risiko«, 18. Februar 2021, online unter www.uke.de/allgemein/presse/pressemitteilungen/detailseite_104325.html, abgerufen am 27. Mai 2021

14 *Deutsches Ärzteblatt:* »COVID-19 bei Mehrzahl der Betroffenen auch die Todesursache«, 20. August 2020, online unter www.aerzteblatt.de/nachrichten/115799/COVID-19-bei-Mehrzahl-der-Betroffenen-auch-die-Todesursache, abgerufen am 27. Mai 2021

15 Meghan O'Hearn, Meghan; Liu, Junxhi; Cudhea, Frederick; Micha, Renata; Mozaffarian, Dariush: »Coronavirus Disease 2019 Hospitalizations Attributable to Cardiometabolic Conditions in the United States: A Comparative Risk Assessment Analysis«, in: *Journal of the American Heart Association*, 25. Februar 2021

16 Science ORF: »Vier Vorerkrankungen sorgen für zwei Drittel der schweren Verläufe«, 25. Februar 2021, online unter https://science.orf.at/stories/3204966/, abgerufen am 27. Mai 2021

17 Tagesschau: »So viele Todesfälle wie zuletzt vor 50 Jahren«, 29. Januar 2021, online unter www.tagesschau.de/inland/sterbefaelle-dezember-101.html, abgerufen am 27. Mai 2021

18 *Süddeutsche Zeitung:* »Sterblichkeit im Corona-Jahr 2020 um 5 Prozent gestiegen«, online unter www.sueddeutsche.de/panorama/sterblichkeit-im-corona-jahr-2020-um-5-prozent-gestiegen-1.5276171, abgerufen am 27. Mai 2021

19 Destatis: »Pressemitteilung Nr. 200 vom 26. April 2021«, 26. April,2021, online unter www.destatis.de/DE/Presse/Pressemitteilungen/2021/04/PD21_200_126.html, abgerufen am 27. Mai 2021

20 Eder, Günter, NachDenkSeiten: »Ein statistischer Blick auf die Übersterblichkeit in Zeiten von Corona«, 9. Februar 2021, online unter www.nachdenkseiten.de/?p=69639, abgerufen am 27. Mai 2021

21 Rommel, A.; von der Lippe, E.; Plaß, D.; Ziese, T.; Diercke, M.; an der Heiden, M.; Haller, S.; Wengler, A. on behalf of the BURDEN 2020 Study Group: The COVID-19 disease burden in Germany in 2020 - years of life lost to death and disease over the course of the pandemic. *Deutsches Ärzteblatt* Int

22 Gesundheitsberichterstattung des Bundes, 27.05.2021, online unter www.gbe-bund.de/gbe/pkg_isgbe5.prc_menu_olap?p_uid=gast&p_

aid = 14022067&p_sprache = D&p_help = 0&p_indnr = 524&p_ind-sp = &p_ityp=H&p_fid=, abgerufen am 27. Mai 2021

23 Department of Error:»NCD Risk Factor Collaboration (NCD-RisC), Trends in adult body-mass index in 200 countries from 1975 to 2014: a pooled analysis of 1698 population-based measurement studies with 19·2 million participants«, in: *The Lancet*, 387, 2. – 8 April 2016, Ausgabe 10026, S. 1377–1396

24 T-Online:»Bluthochdruck – die schleichende Gefahr«, 17. Mai 2019, online unter www.t-online.de/gesundheit/krankheiten-symptome/id_12912860/ursachen-fuer-bluthochdruck-stress-schilddruese-alter-oder-uebergewicht-moegliche-risikofaktoren.html, abgerufen am 27. Mai 2021

25 Nuber, Günter; Diabetes Online:»Lebenserwartung bei Typ-1-Diabetes: Daten, die Mut machen«, 23. Februar 2017, online unter www.diabetes-online.de/a/lebenserwartung-bei-typ-diabetes-daten-die-mut-machen-1809709, abgerufen am 27. Mai 2021

Corona-Krise oder Maßnahmen-Krise?

1 Bundesministerium für Wirtschaft und Energie, Pressemitteilung vom 13. März 2020

2 Bundesministerium der Finanzen:»Ich kämpfe um jeden Job‹ – Olaf Scholz im Interview mit dem Tagesspiegel«, 11. Mai 2020, online unter www.bundesfinanzministerium.de/Content/DE/Interviews/2020/2020-05-10-Tagesspiegel.html, abgerufen am 27. Mai 2021

3 HDE, Pressemelung vom 4. Mai 2021, online unter https://einzelhandel.de/presse/aktuellemeldungen/13315-innenstaedte-unter-druck-datenbank-mit-best-practice-beispielen-gestartet, abgerufen am 27. Mai 2021

4 NDR:»Volkswagen-Bilanz: Milliarden-Gewinn trotz Corona-Krise«, 16. März 2021, online unter www.ndr.de/nachrichten/niedersachsen/braunschweig_harz_goettingen/Volkswagen-Bilanz-Milliarden-Gewinn-trotz-Corona-Krise,vw5574.html, abgerufen am 27. Mai 2021

5 Preuss, Susanne:»Daimler überrascht mit Gewinn von mehr als 3 Milliarden Euro«, in: *FAZ*, 16. Oktober 2020, online unter www.faz.net/aktuell/wirtschaft/auto-verkehr/daimler-ueberrascht-mit-gewinn-von-mehr-als-3-milliarden-euro-17004587.html, abgerufen am 27. Mai 2021

6 Destatis, Pressemeldung Nr. 122 vom 15. März 2021, online abrufbar unter www.destatis.de/DE/Presse/Pressemitteilungen/2021/03/PD21_122_811.html, abgerufen am 27. Mai 2021

7 Kords, Marin; Statista: Fahrradabsatz in Deutschland von 2000 bis 2020, online unter https://de.statista.com/statistik/daten/studie/154146/umfrage/fahrradabsatz-in-deutschland-seit-2000/, abgerufen am 27. Mai 2021

8 ZIV, Pressemiteilung, 10. März 2021, online unter www.ziv-zweirad. de/fileadmin/redakteure/Downloads/Marktdaten/PM_2021_10.03._ Fahrrad-_und_E-Bike_Markt_2020.pdf, abgerufen am 27. Mai 2021

9 Destatis, Pressemitteilung Nr. 122 vom 15. März 2021, online unter www.destatis.de/DE/Presse/Pressemitteilungen/2021/03/PD21_ 122_811.html, abgerufen am 27. Mai 2021

10 Sommer, Ulf: »Die Dax-Konzerne verdienen wieder Milliarden – Das sind die Gründe«, in: *Handelsblatt,* 13. November 2020, online unter www.handelsblatt.com/unternehmen/management/analyse-der-quartalszahlen-die-dax-konzerne-verdienen-wieder-milliarden-das-sind-die-gruende/26621072.html?ticket=ST-6884219-byyHNrPs fgtsX3u7ko7c-ap1, abgerufen am 27. Mai 2021

11 Creditreform, Pressemeldung: »Wirtschaftslage und Finanzierung im Mittelstand, Frühjahr 2021«, 20. April 2021, online unter www.creditreform.de/herford/aktuelles-wissen/pressemeldungen-fachbeitraege/ news-details/show/wirtschaftslage-und-finanzierung-im-mittel-stand-fruehjahr-2021, abgerufen am 27. Mai 2021

12 Reuters: »Creditreform – Stimmung der Mittelständler so schlecht wie zuletzt 2009«, 20. April 2021, online unter www.reuters.com/article/ deutschland-mittelstand-creditreform-idDEKBN2C718Y, abgerufen am 27. Mai 2021

13 Rudnicka, J.; Statista: »Anzahl der Insolvenzverfahren insgesamt in Deutschland von Februar 2020 bis Februar 2021«, 11. Mai 2021, online unter https://de.statista.com/statistik/daten/studie/37122/umfrage/ anzahl-der-insolvenzen-in-deutschland-insgesamt/, abgerufen am 27. Mai 2021

14 www.unternehmeredition.de/allgemein/46603/, abgerufen am 27. Mai 2021

15 Vogt, Jacqueline: »Den Wirten eine Rede«, in: *FAZ*, 10. März 2021, on-line unter www.faz.net/aktuell/rhein-main/den-wirten-eine-rede-17237802.html, abgerufen am 27. Mai 2021

16 Kreiß, Christian, NachDenkSeiten: »Lockdowns und Mittelstand: Kommt eine Pleitewelle?«, 18. Mai 2021, online unter www.nachdenk seiten.de/?p=72535, abgerufen am 27. Mai 2021

17 Röhl, Klaus-Heiner: »Droht eine Zombifizierung der deutschen Wirt-schaft?«, IW, IW-Kurzbericht 130/2020, 28. Dezember 2020, online unter www.iwkoeln.de/fileadmin/user_upload/Studien/Kurzberichte /PDF/2020/IW-Kurzbericht_2020_Zombiefizierung.pdf, abgerufen am 27. Mai 2021

18 DEHOGA: »Wirtschaftskraft & Job Monitor 2019«, online unter www. dehoga-bundesverband.de/fileadmin/Startseite/06_Presse/Publikatio nen/DEHOGA_Z_F-2019_Druckversion_f.pdf, abgerufen am 27. Mai 2021

19 *FAZ*: »Umsatz im deutschen Gastgewerbe bricht 2020 um 36 Prozent ein«, 11. Januar 2021, www.faz.net/aktuell/wirtschaft/konjunktur/

umsatz-im-deutschen-gastgewerbe-bricht-2020-um-36-prozent-ein-17151730.html#void, abgerufen am 27. Mai 2021

20 *FAZ*: »Drei von vier Gastronomen bangen um Existenz«, 11. Januar 2021, online unter www.faz.net/aktuell/wirtschaft/unternehmen/drei-von-vier-gastronomen-bangen-um-existenz-17140458.html, abgerufen am 27. Mai 2021

21 Vogt, Jacqueline: »Passiert nichts, sehe ich schwarz für die Gastronomie«, in: *FAZ*, 16. Januar 2021, online unter www.faz.net/aktuell/rhein-main/wirtschaft/grossgastronom-christian-mook-manch mal-bin-ich-verbittert-17162131.html?premium, abgerufen am 27. Mai 2021

22 Tageskarte: »Branchenweite Empörung über angeblich zu hohe Corona-Hilfen«, 2. Dezember 2020, online unter www.tageskarte.io/poli tik/detail/branchenweite-empoerung-ueber-angeblich-zu-hohe-coro na-hilfen.html, abgerufen am 27. Mai 2021

23 Löhr, Julia und Zaboji, Niklas: »Wir haben die Falschen gerettet«, in: *FAZ*, 13. März 2021, online unter www.faz.net/aktuell/wirtschaft/co rona-hilfen-fuer-unternehmen-zweifel-am-erfolg-werden-groesser-17241942.html?premium, abgerufen am 27. Mai 2021

24 Berger, Jens, NachDenkSeiten, »Große Worte und wenig dahinter«, 10. Dezember 2020, online unter www.nachdenkseiten.de/?p=67847, abgerufen am 27. Mai 2021

25 *Taz*: »Statt Geld kommt eine Anzeige«, 6. Dezember 2020, online unter https://taz.de/Coronahilfen-fuer-Selbstaendige/!5731975/, abgerufen am 27. Mai 2021

26 HDE: »Zwischenbilanz für Januar bis Mai 2021«, 11. Mai 2021, online unter https://einzelhandel.de/presse/aktuellemeldungen/13332-zwi schenbilanz-fuer-januar-bis-mai-2021-40-milliarden-euro-umsatz verlust-corona-massnahmen-treffen-von-schliessungen-betroffe nen-handel-hart, abgerufen am 27. Mai 2021

27 Creutzburg, Dietrich: »Handel warnt vor Pleitewelle«, in: *FAZ*, 13.12.2020, online unter www.faz.net/aktuell/wirtschaft/konjunk tur/neuer-lockdown-handel-warnt-vor-pleitewelle-17100440.html, abgerufen am 27. Mai 2021

28 HDE: »Zwischenbilanz für Januar bis Mai 2021«, 11. Mai 2021, online unter https://einzelhandel.de/presse/aktuellemeldungen/13332-zwi schenbilanz-fuer-januar-bis-mai-2021-40-milliarden-euro-um satzverlust-corona-massnahmen-treffen-von-schliessungen-betroffe nen-handel-hart, abgerufen am 27. Mai 2021

29 Bundesregierung: »Unterstützung für Selbstständige und Unternehmen«, online unter www.bundesregierung.de/breg-de/themen/corona virus/info-unternehmen-selbstaendige-1735010, abgerufen am 27. Mai 2021

30 Fabricius, Michael: »Corona-Folgen: Hotels stehen vor dem Ruin – und die großen Aufkäufer warten schon«, in: *Welt*, 3. Mai 2021, online unter www.welt.de/wirtschaft/plus230829125/Dorint-Centro-Co-

Deutschlands-Hotels-stehen-vor-dem-Ausverkauf.html, abgerufen am 1.6.2021

31 *FAZ*: »Einzelhandel mit Rekord-Umsatzplus im März«, 3. Mai 2021, online unter www.faz.net/aktuell/wirtschaft/konjunktur/konjunktur-einzelhandel-mit-rekord-umsatzplus-im-maerz-17323047.html, abgerufen am 27. Mai 2021

32 Most Expensive Thing: »Richest Fictional Characters«, 31. August 2020, online unter https://mostexpensivething.com/richest-fictional-characters/, abgerufen am 27. Mai 2021

33 Americans for TaxFairness, Institute for Policy Studies: »Billionaire Pandemic wealth gains of 55 %, or $1.6 Trillion, come amid three decades of rapid wealth growth«, 15. April 2021, online unter https://americansfortaxfairness.org/wp-content/uploads/2021-04-15-13-Month-31-Year-Report-copy.pdf, abgerufen am 27. Mai 2021

34 Friedrichs, Julia; von Billerbeck, Liliane: »Jetzt wäre der Moment, Solidarität zu üben«, in: Deutschlandfunk Kultur; 30. April 2021, online unter hwww.deutschlandfunkkultur.de/reiche-in-der-pandemie-jetzt-waere-der-moment-solidaritaet.1008.de.html?dram:article_id=496510, abgerufen am 27. Mai 2021

35 ZDF heute: »Corona-Kosten: Bis zu 1,3 Billionen Euro«, 31. Dezember 2020, online unter www.zdf.de/nachrichten/politik/corona-november-hilfen-dezemberhilfen-kosten-bartsch-102.html, abgerufen am 27. Mai 2021

36 Bundesministerium der Finanzen: »Interview mit Finanzminister Olaf Scholz für die griechische Zeitung Ta Nea«, 12. März 2021, online unter www.bundesfinanzministerium.de/Content/DE/Interviews/2021/2021-03-12-Ta-Nea.html, abgerufen am 27. Mai 2021

37 *FAZ*: »Mehr als eine Million Jobverluste«, 25. April 2021, online unter www.faz.net/aktuell/wirtschaft/konjunktur/corona-bilanz-mehr-als-eine-million-jobverluste-17310956.html, abgerufen am 27. Mai 2021

38 Hand Böckler Stiftung: »Kurzarbeit sicherte 2020 mehr als sechsmal so viele Stellen wie in der Finanz- und Wirtschaftskrise – doch Lücken bleiben«, 10. Mai 2021, online unter www.boeckler.de/de/pressemitteilungen-2675-kurzarbeit-sicherte-2020-mehr-als-sechs-mal-so-viele-stellen-32716.htm, abgerufen am 27. Mai 2021

39 *FAZ*: »Kurzarbeit steigt um knapp 20 Prozent«, 1. Februar 2021, online unter www.faz.net/aktuell/wirtschaft/konjunktur/januar-kurzarbeit-steigt-um-knapp-20-prozent-17175692.html#void, abgerufen am 27. Mai 2021

40 *FAZ*: »Mehr als eine Million Jobverluste«, 25. April 2021, online unter www.faz.net/aktuell/wirtschaft/konjunktur/corona-bilanz-mehr-als-eine-million-jobverluste-17310956.html, abgerufen am 27. Mai 2021

41 Müller, Albrecht: »Die im Dunkeln sieht man nicht. Eine Dokumentation über Risiken und Nebenwirkungen bei einflusslosen Kreisen macht

Sinn«, NachDenkSeiten, 22. Oktober 2020, online unter www.nach-denkseiten.de/?p=66081, abgerufen am 27. Mai 2021

42 Müller, Albrecht: *Die im Dunkeln sieht man nicht – 70 Zeitzeugen zu den missachteten Folgen der Corona-Politik*, Frankfurt am Main, Westend Verlag, Frankfurt, 2020

43 Ratcliffe, Rebecca: »Record private jet flights into Davos as leaders arrive for climate talk«, in: *The Guardian*, 22. Januar 2019, online unter www.theguardian.com/global-development/2019/jan/22/record-private-jet-flights-davos-leaders-climate-talk, abgerufen am 27. Mai 2021

44 Wikipedia: »Washington Consensus«, online unter https://de.wikipedia.org/wiki/Washington_Consensus, abgerufen am 27. Mai 2021

45 Berger, Jens: *Wem gehört Deutschland?*, Frankfurt am Main, Westend Verlag, 2014

46 Klein, Naomi: *Die Schock-Strategie: Der Aufstieg des Katastrophen-Kapitalismus*, Frankfurt am Main, S. Fischer, 2007

47 Welthungerhilfe: »Kinder und Hunger: eine weltweite Tragödie«, online unter www.welthungerhilfe.de/hunger/kinder-und-hunger/, abgerufen am 27. Mai 2021

48 Food and Agriculture Organization of the United Nations: »The State of Food Security and Nutrition in the Word«, 2020, Rome, online unter www.fao.org/3/ca9692en/CA9692EN.pdf, abgerufen am 27. Mai 2021

49 ebd.

50 Worldometer: »Reported Cases and Deaths by Country or Territory«, online unter www.worldometers.info/coronavirus/#countries, abgerufen am 27. Mai 2021

51 Mücke, Peter: »UN-Sondergipfel zur Corona-Krise – Besser spät als nie?«, Tagesschau, 3. Dezember 2020, online unter www.tagesschau.de/ausland/un-sondergipfel-coronavirus-impfstoff-101.html, abgerufen am 27. Mai 2021

52 *Deutsches Ärzteblatt*: »COVID-19 in Afrika: Afrika scheint sicherer als Europa«, in: *Deutsches Ärzteblatt* 42/2020, 16.Oktober 2020, online unter www.aerzteblatt.de/archiv/216276/COVID-19-in-Afrika-Afrika-scheint-sicherer-als-Europa, abgerufen am 27. Mai 2021

53 Schwettmann, Jürgen: »Covid-19 and the informal economy. Impact and response strategies in Sub-Saharan Africa«, Friedrich Ebert Stiftung, Africa Department August 2020, Berlin

54 Bündnis Entwicklung Hilft: »Für einen gerechten Ausgleich«, November 2020, online unter www.welthungerhilfe.de/fileadmin/pictures/publications/de/position_papers/2020-Positionspapier_Corona-Gerechter_Ausgleich_Lang-Buendnis-Entwicklung-Hilft.pdf, abgerufen am 27. Mai 2021

55 Byanyima, Winnie: »The world can only beat AIDS by ending the inequalities that drive the epidemic«, UNAIDS, online unter www.unaids.org/en/winnie-byanyima, abgerufen am 27. Mai 2021

56 Tagesschau: »WHO fürchtet mehr Malaria-Tote«, 30. November 2020, online unter www.tagesschau.de/ausland/who-malaria-warnung-101. html, abgerufen am 27. Mai 2021

57 Schwikowski, Martina: »Afrika: Corona-Pandemie behindert Kampf gegen Malaria«, Deutsche Welle, 30. November 2020, online unter www. dw.com/de/corona-pandemie-bremst-den-kampf-gegen-malaria-in-afrika-aus-kinder-impfungen-moskitos/a-55754317, abgerufen am 27. Mai 2021

58 *Epd*: »Entwicklungsminister appelliert: »Verlorene Generation verhindern«, 19. September 2020, online unter www.evangelisch.de/inhalte/175911/19-09-2020/entwicklungsminister-appelliert-verlorene-generation-verhindern, abgerufen am 27. Mai 2021

59 Schwikowski, Martina: »Africa's battle with COVID-19 continues, one year on«, Deutsche Welle, 11. März 2021, online unter www.dw.com/en/africas-battle-with-covid-19-continues-one-year-on/a-56838418, abgerufen am 27. Mai 2021

60 Weltbank: »Press Release: Amid Recession, Sub-Saharan Africa Poised for Recovery«, 31. März 2021, online unter www.worldbank.org/en/news/press-release/2021/03/31/amid-recession-sub-saharan-africa-poised-for-recovery#:~:text=WASHINGTON%2C%20March%2031%2C%202021%E2%80%94,rollouts%2C%20according%20to%20the%20World, abgerufen am 27. Mai 2021

61 Weltbank: »The World Bank In Uganda«, online unter www.worldbank. org/en/country/uganda/overview#:~:text=Economic%20Overview, a%20similar%20level%20in%20FY21, abgerufen am 27. Mai 2021

62 Oxfam: »Half a billion people could be pushed into poverty by coronavirus, warns Oxfam«, 9. April 2020, online unter www.oxfam.org/en/press-releases/half-billion-people-could-be-pushed-poverty-coronavirus-warns-oxfam, abgerufen am 27. Mai 2021

63 Bündnis Entwicklung Hilft: »Für einen gerechten Ausgleich«, November 2020, online unter www.welthungerhilfe.de/fileadmin/pictures/publications/de/position_papers/2020-Positionspapier_Corona-Gerechter_Ausgleich_Lang-Buendnis-Entwicklung-Hilft.pdf, abgerufen am 27. Mai 2021

64 Sumner, Andy; Hoy, Chris; and Ortiz-Juarez, Eduardo: »Estimates of the impact of COVID-19 on global poverty«, in: *WIDER Working Paper*, 2020, Ausgabe 43,
April 2020

65 Oxfam: »Half a billion people could be pushed into poverty by coronavirus, warns Oxfam«, 9. April 2020, online unter www.oxfam.org/en/press-releases/half-billion-people-could-be-pushed-poverty-coronavirus-warns-oxfam, abgerufen am 27. Mai 2021

66 United Nations University: »Press Release: COVID-19 fallout could push half a billion people into poverty in developing countries«, 8. April 2020, online unter https://www.wider.unu.edu/news/press-release-

covid-19-fallout-could-push-half-billion-people-poverty-develo
ping-countries, abgerufen am 27. Mai 2021

67 Oxfam: »Half a billion people could be pushed into poverty by coronavirus, warns Oxfam«, 9. April 2020, online unter https://www.oxfam.
org/en/press-releases/half-billion-people-could-be-pushed-pover
ty-coronavirus-warns-oxfam, abgerufen am 27. Mai 2021

68 ebd.

69 *Welt:* »Merkel sprach offenbar mit Biontech-Chef über Patentfreigabe«,
7. Mai 2021, online unter www.welt.de/politik/deutschland/ar
ticle230937985/Patentfreigabe-Impfstoffe-Merkel-telefonierte-
mit-Biontech-Chef-Sahin.html, abgerufen am 27. Mai 2021

70 Dingermann, Theo: »Verschont die Pandemie Afrika?«, in: *Pharmazeutische Zeitung*, 17. August 2020, online unter www.pharmazeutische-
zeitung.de/verschont-die-pandemie-afrika-119558/, abgerufen am 27.
Mai 2021

71 RND: »Impfungen: EU-Kommission will Dosen für Auffrischungen und
Kinder bestellen«, 9. April 2021, online unter 1

Der große Ungleichmacher

1 Deutscher Bundestag, Drucksache 19/28246, 6. April 2021

2 *FAZ:* »Jede Woche Lockdown kostet 3,5 Milliarden Euro«, 14. Dezember 2020, online unter www.faz.net/aktuell/wirtschaft/iab-jede-
woche-corona-lockdown-kostet-3-5-milliarden-euro-17101714.html,
abgerufen am 27. Mai 2021

3 Williamson, Elizabeth J.; Walker, Alex J. et Al.: »Factors associated with
COVID-19-related death using OpenSAFELY«, in: *Nature*, 8. Juli 2020,
584, S. 430–436,

4 *The Economist:* »The pandemic has spawned a new way to study medi-
cal records«, 16. Mai 2020, online unter www.economist.com/science-
and-technology/2020/05/14/the-pandemic-has-spawned-a-new-way-
to-study-medical-records, abgerufen am 27. Mai 2021

5 *Spiegel:* »Das sind die größten Risikofaktoren für einen tödlichen Co-
vid-19-Verlauf«, 9. Juli 2020, online unter www.spiegel.de/wissen
schaft/medizin/britische-studie-zu-covid-19-das-sind-die-groessten-
risikofaktoren-fuer-einen-toedlichen-verlauf-a-ad91c69b-ee1e-4e79-
b928-969e31ee276b, abgerufen am 27. Mai 2021

6 Neuhaus, Carla: »NRW lässt alle Mitarbeiter der Fleischindustrie testen«, in: *Tagesspiegel*, 8. Mai 2020, online unter www.tagesspiegel.de/
wirtschaft/zahl-der-corona-faelle-bei-westfleisch-steigt-auf-151-nrw-
laesst-alle-mitarbeiter-der-fleischindustrie-testen/25814152.html, abgerufen am 27. Mai 2021

7 WDR: »Corona bei Tönnies: Virus kam von Kontakten zu Westfleisch«,
24. Juli 2020, online unter www1.wdr.de/nachrichten/westfalen-

lippe/studie-corona-infektionen-toennies-100.html, abgerufen am 27. Mai 2021

8 Hübschen, Henrik; Steinhäuser, Marc: »Vor Corona-Ausbruch: Gravierende Arbeitsschutzverstöße bei Tönnies«, WDR, 20. September 2020, online unter www1.wdr.de/nachrichten/landespolitik/vor-corona-aus bruch-gravierende-arbeitsschutzverstosse-bei-toennies-100.html, abgerufen am 27. Mai 2021

9 WDR: »Corona bei Tönnies: Virus kam von Kontakten zu Westfleisch«, 24. Juli 2020, online unter www1.wdr.de/nachrichten/westfalen-lippe/studie-corona-infektionen-toennies-100.html, abgerufen am 27. Mai 2021

10 ebd.

11 Burger, Reiner: »Was wurde aus dem Corona-Ausbruch in Gütersloh?«, in: *FAZ*, 12. August 2020, online unter www.faz.net/aktuell/politik/inland/was-wurde-aus-dem-corona-ausbruch-in-guetersloh-16901964.html, abgerufen am 27. Mai 2021

12 Belousova, Katha: »Wohin Gütersloher nicht mehr reisen dürfen«, ZDF heute, 25.6.2020, online unter www.zdf.de/nachrichten/panorama/coronavirus-guetersloh-warendorf-reisen-urlaub-100.html, abgerufen am 27. Mai 2021

13 Burger, Reiner: »Was wurde aus dem Corona-Ausbruch in Gütersloh?«, in: *FAZ*, 12. August 2020, online unter www.faz.net/aktuell/politik/inland/was-wurde-aus-dem-corona-ausbruch-in-guetersloh-16901964.html, abgerufen am 27. Mai 2021

14 Salzmann, Jeannette; Thöring, Roland: »Tönnies-Arbeiter tauchen unter – Verl riegelt Ortsteil ab«, in: *Neue Westfälische*, 26. Juni 2020, online unter www.nw.de/lokal/kreis_guetersloh/guetersloh/22810040_Toennies-Arbeiter-tauchen-unter-Verl-riegelt-Ortsteil-ab.html, abgerufen am 27. Mai 2021

15 RP Online: »Bundeswehr und Ordnungsamt kontrollieren Wohnungen in Verl«, 21. Juni 2020, online unter https://rp-online.de/panorama/coronavirus/verl-bundeswehr-und-ordnungsamt-kontrollieren-woh nungen-unruhe-in-der-quarantaenezone_aid-51774333, abgerufen am 27. Mai 2021

16 Euronews: »Corona-Ausbruch bei Tönnies: Regionaler Lockdown – vorerst – vom Tisch«, 21. Juni 2020, online unter https://de.euronews.com/2020/06/21/corona-ausbruch-bei-tonnies-regionaler-lock-down-vorerst-vom-tisch, abgerufen am 27. Mai 2021

17 Begerow, Hans: »Pfarrer spricht von ›Wegwerfmenschen‹«, 22. September 2018, in: *NWZ*, online unter www.nwzonline.de/wirtschaft/we ser-ems/vechta-soegel-fleischindustrie-pfarrer-spricht-von_a_50,2,2292279265.html, abgerufen am 27. Mai 2021

18 Kordes, Herbert; Danciu, Traian: »Freiheitsberaubung? Wie Tönnies-Beschäftigte grundlos in Quarantäne gehalten werden«, in: WDR Monitor, 30. Juli 2020, online unter www1.wdr.de/daserste/monitor/videos/video-freiheitsberaubung-wie-toennies-beschaeftigte-grund

los-in-quarantaene-gehalten-werden-100.html, abgerufen am 27. Mai 2021

19 Scheck, Nico: »Tönnies-Mitarbeiter zu Unrecht in Quarantäne – War es Freiheitsberaubung?«, in: *FR*, 30. Juli 2020, online unter www.fr.de/panorama/toennies-corona-guetersloh-rheda-wiedenbrueck-coronavi rus-ausbruch-superspreader-arbeitsbedingungen-katastrophe-90012059.html, abgerufen am 27. Mai 2021

20 WDR Presselounge: »Falsche Corona-Positivbescheide per Musterschreiben – Kreis Gütersloh hält zahlreiche osteuropäische Tönnies-Beschäftigte zu Unrecht in Quarantäne«, 30. Juli 2020, online unter https://presse.wdr.de/plounge/tv/das_erste/2020/07/20200730_fal sche-corona-positivbescheide.html, abgerufen am 27. Mai 2021

21 Kopietz, Thomas; Schlegel, Bernd: »Corona-Quarantäne in Göttingen: Kritik an Wohnverhältnissen in Wohnhaus-Komplex hält an«, in: *HNA*, 25. Juni 2020, online unter www.hna.de/lokales/goettingen/corona-hochhaus-goettingen-bewohner-randalieren-zr-13802536.html, abgerufen am 27. Mai 2021

22 NDR: »Göttingen: Eine Festnahme nach Hochhaus-Krawallen«, 22. Juni 2020, online unter www.ndr.de/nachrichten/niedersachsen/braunschweig_harz_goettingen/Goettingen-Eine-Festnahme-nach-Hochhaus-Krawallen,corona3550.html, abgerufen am 27. Mai 2021

23 Basisdemokratische Linke Göttingen: »Pressemitteilung zum Thema Groner Landstraße 9, vom 22.06.2020«, online unter www.facebook.com/notes/basisdemokratische-linke-g%C3%B6ttingen-il/presse mitteilung-zum-thema-groner-landstra%C3%9Fe-9-vom-'2206 2020/2889427771185160/, abgerufen am 27. Mai 2021

24 Eder, Sebastian: »Die frustrierendsten Tage der gesamten Pandemie«, in: *FAZ*, 9. Mai 2021, online unter www.faz.net/premiumContent?con tentId=1.6749033, abgerufen am 27. Mai 2021

25 Soldt, Rüdiger; Staib, Julian; Wyssuwa, Matthias: »Eine Frage der (sozialen) Herkunft«, in: *FAZ*, 28. April 2021, online unter www.faz.net/aktuell/politik/inland/sind-menschen-mit-migrationshintergrund-treiber-der-pandemie-17314887.html, abgerufen am 27. Mai 2021

26 ebd.

27 BR: »Dritte Welle: Besonders viele Migranten auf Intensivstationen?«, 5. Mai 2021, online unter www.br.de/nachrichten/deutschland-welt/dritte-corona-welle-besonders-viele-migranten-auf-intensivstatio nen,SWSKRKv, abgerufen am 27. Mai 2021

28 Harbusch, Nikolaus: »RKI-Chef: Es ist ein Tabu«, in: *Bild*, 5. März 2021, online unter www.bild.de/bild-plus/politik/inland/politik-inland/corona-patienten-mit-migrationshintergrund-rki-chef-es-ist-ein-tabu-75598632,view=conversionToLogin.bild.html, abgerufen am 27. Mai 2021

29 Klein, Oliver; Metzger, Nils: »Warum Corona Minderheiten härter trifft«, in: ZDF heute, 4. März 20212, online unter www.zdf.de/nach

richten/panorama/corona-intensivstation-patienten-migrationshin
tergrund-100.html, abgerufen am 27. Mai 2021

30 Soldt, Rüdiger; Staib, Julian; Wyssuwa, Matthias: »Eine Frage der (sozialen) Herkunft«, in: *FAZ*, 28. April 2021, online unter www.faz.net/
aktuell/politik/inland/sind-menschen-mit-migrationshinter-
grund-treiber-der-pandemie-17314887.html, abgerufen am 27. Mai
2021

31 Mathur, Rohini; Rentsch, Christopher T. et Al.: »Ethnic differences in
SARS-CoV-2 infection and COVID-19-related hospitalisation, intensive
care unit admission, and death in 17 million adults in England: an ob-
servational cohort study using the OpenSAFELY platform«, in: *The Lancet*, 20. April 2021, 397, S. 1711–1724

32 Hennig, Korinna: »AstraZeneca, Kurz-Lockdown und PIMS-Syndrom«,
NDR Corona Virus Update, 81, 23. März 2021, online unter www.ndr.
de/nachrichten/info/81-AstraZeneca-Kurz-Lockdown-und-PIMS-Syn-
drom,audio856848.html, abgerufen am 27. Mai 2021

33 RKI: »Soziale Unterschiede in der COVID-19-Sterblichkeit während der
zweiten Infektionswelle in Deutschland«, 12. Mai 2021, online unter
www.rki.de/DE/Content/GesundAZ/S/Sozialer_Status_Ungleichheit
/Faktenblatt_COVID-19-Sterblichkeit.html, abgerufen am 27. Mai 2021

34 Ismar, Georg: »Der Fehler ist doch: Man hätte nicht jahrzehntelang
zündeln dürfen«, in: *Tagesspiegel*, 4. Mai 2021, online unter www.tages-
spiegel.de/politik/die-corona-spaltung-am-beispiel-koeln-der-feh
ler-ist-doch-man-haette-nicht-jahrzehntelang-zuendeln-duerfen/
27149524.html, abgerufen am 27. Mai 2021

35 Wikipedia: »Köln-Chorweiler (Stadtbezirk)«, https://de.wikipedia.
org/wiki/K%C3%B6ln-Chorweiler_(Stadtbezirk), abgerufen am 27.
Mai 2021

36 RKI, *Journal of Health Monitoring* S5/2021, 7. April 2021, online unter
www.rki.de/DE/Content/Gesundheitsmonitoring/JoHM/JoHM_
node.html, abgerufen am 27. Mai 2021

37 *ZEIT*: »Mehr Infizierte und Tote unter finanziell Benachteiligten«, 17.
April 2021, online unter www.zeit.de/gesellschaft/2021-04/soziale-
ungleichheit-robert-koch-institut-corona-erhoehtes-risiko, abgerufen
am 27. Mai 2021

38 Hans Böckler Stiftung: Pressemitteilung »Krise verstärkt soziale Un-
gleichheit und Sorgen um Demokratie«, 21. Oktober 2020, online unter
www.boeckler.de/de/pressemitteilungen-2675-wer-hat-durch-die-co
rona-krise-einkommen-verloren-28058.htm, abgerufen am 27. Mai
2021

39 Claus, Frieder, NachDenkSeiten: »Corona macht Arme ärmer und krän-
ker«, 19. März 2021, online unter www.nachdenkseiten.de/?p=70876,
abgerufen am 27. Mai 2021

40 Stadt Hannover: »BBS: Jobcenter erstattet Kosten für Computer und
Tablets«, 3. Februar 2021, online unter www.hannover.de/Service/
Presse-Medien/Hannover.de/Aktuelles/Wirtschaft-Wissenschaft-

2021/BBS-Jobcenter-erstattet-Kosten-f%C3%BCr-Computer-und-Tablets, abgerufen am 27. Mai 2021

41 Berger, Jens: »Virologen auf allen Kanälen«, NachDenkSeiten, 8. Januar 2021, online unter www.nachdenkseiten.de/?p=68604, abgerufen am 27. Mai 2021

42 Deutsche Depressionshilfe: »Deutschland-Barometer Depression: massive Folgen für die psychische Gesundheit infolge der Corona-Maßnahmen«, 10. November 2020, Berlin/Leipzig

43 *Deutsches Ärzteblatt*: »Langfristig ist soziale Distanz immer ein Belastungsfaktor, wir Menschen brauchen die Mitwelt«, 21. Oktober 2020, online unter www.aerzteblatt.de/nachrichten/117278, abgerufen am 27. Mai 2021

44 ZDF Heute: »Kinderärzte warnen vor Triage in Psychiatrie«, 18. Mai 2021, online unter www.zdf.de/nachrichten/panorama/corona-kin deraerzte-schuloeffnungen-triage-100.html, abgerufen am 27. Mai 2021

45 Berger, Jens: »Deutschland ist gut vorbereitet für das Corona-Virus? Das ist Augenwischerei«, NachDenkSeiten, 26. Februar 2020, online unter www.nachdenkseiten.de/?p=58832, abgerufen am 27. Mai 2021

46 Affaticati, Andrea: »Wurden Italiens Senioren im Stich gelassen?«, n-tv, 8. April 2020, online unter www.n-tv.de/panorama/Wurden-Itali ens-Senioren-im-Stich-gelassen-article21700380.html, abgerufen am 27. Mai 2021

47 Every-Palmer, Jenkins et. Al.:»Psychological distress, anxiety, family violence, suicidality, and wellbeing in New Zealand during the COVID-19 lockdown: A cross-sectional study«, in: Plos One, 4. November 2020, online unter https://journals.plos.org/plosone/article?id=10.1371/journal.pone.0241658, abgerufen am 27. Mai 2021

48 AFP: »Diese Altersgruppe hat der Corona-Lockdown besonders belastet«, 25. Oktober 2020, online unter www.t-online.de/gesundheit/krankheiten-symptome/id_88811960/nako-studie-diese-altersgrup pe-hat-der-corona-lockdown-besonders-belastet.html, abgerufen am 27. Mai 2021

80 Millionen Virologen – aber niemand kann sagen, ob die Lockdowns wirken

1 Schlereth, Patrick: »Die Mutanten sollen draußen bleiben«, in: *FAZ*, 12.2.2021, online unter www.faz.net/aktuell/f-a-z-newsletter-die-mutanten-sollen-draussen-bleiben-17193685.html, abgerufen am 31.5.2021

2 Lauterbach, Karl, via Twitter, 1. September 2020, online unter https://twitter.com/Karl_Lauterbach/status/1300879764576702464, abgerufen am 27. Mai 2021

3 Berger, Jens: »Virologen auf allen Kanälen«, NachDenkSeiten, 8. Januar 2021, online unter www.nachdenkseiten.de/?p=68604, abgerufen am 27. Mai 2021

4 *ZEIT*: »Das Gebot der Stunde heißt Kontakte reduzieren«, 24. Oktober 2020, online unter www.zeit.de/politik/deutschland/2020-10/coro na-regeln-infektionszahlen-kontakte-reduzierung-angela-merkel, abgerufen am 27. Mai 2021

5 Oetker, Alexander: »Une Ausgangssperre? Mais non …«, in: n-tv, 11. April 2021, online unter www.n-tv.de/panorama/Une-Ausgangssperre -Mais-non--article22481984.html, abgerufen am 27. Mai 2021

6 Ioannidis, John P. A: »A fiasco in the making? As the coronavirus pandemic takes hold, we are making decisions without reliable data«, in: *STAT*, 17. März 2020, online unter www.statnews.com/2020/03/17/a-fiasco-in-the-making-as-the-coronavirus-pandemic-takes-hold-we-are-making-decisions-without-reliable-data/, abgerufen am 27. Mai 2021

7 Chin, Vincent; Ioannidis, John P. A.; Tanner, Martin A.; Cripps, Sally: »Effects of non-pharmaceutical interventions on COVID-19: A Tale of Three Models«, in: *medRxiv*, 10. Dezember 2020

8 Office of the Texas Governor: »Governor Abbott Lifts Mask Mandate, Opens Texas 100 Percent«, 2. März 2021, online unter https://gov. texas.gov/news/post/governor-abbott-lifts-mask-mandate-opens-texas-100-percent, abgerufen am 27. Mai 2021

9 Rosenbusch, Henning: »Schweden am Ende der dritten Corona-Welle – eine Zwischenbilanz«, NachDenkSeiten, 19. Mai 2021, online unter www.nachdenkseiten.de/?p=72565, abgerufen am 27. Mai 2021

10 *Focus*: »Coronavirus: Deutschen Intensivstationen droht der Kollaps«, 12. März 2020, online unter www.focus.de/gesundheit/arzt-klinik/ kommentar-zur-sars-cov-2-pandemie-coronavirus-deutschen-inten sivstationen-droht-der-kollaps_id_11762875.html, abgerufen am 27. Mai 2021

11 Khailaie, Sahamoddin; Mitra, Tanmay; Bandyopadhyay, Arnab; Schips, Marta; Mascheroni, Pietro; Vanella, Patrizio; Lange, Berit; Binder, Sebastian; Meyer-Hermann, Michael: »Estimate of the development of the epidemic reproduction number Rt from Coronavirus SARS-CoV-2 case data and implications for political measures based on prognostics«, in: *medRxiv*, Preprint, 4. April 2020

12 Pueyo, Tomas: »Coronavirus: Der Hammer und der Tanz«, 21. März 2020, in: Medium, online unter https://medium.com/tomas-pueyo/ coronavirus-der-hammer-und-der-tanz-abf9015cb2af, abgerufen am 27. Mai 2021

13 *Spiegel*: »FC Bayern gegen Schalke findet doch ohne Zuschauer statt«, 17. September 2020, online unter www.spiegel.de/sport/fussball/bun desliga-fc-bayern-gegen-schalke-findet-doch-ohne-zuschauer-statt-a-11b1ec91-a443-40e2-b568-61c97d17786e, abgerufen am 27. Mai 2021

14 RKI: »COVID-19-Fälle nach Altersgruppe und Meldewoche«, online unter www.rki.de/DE/Content/InfAZ/N/Neuartiges_Coronavirus/Daten/Altersverteilung.html, abgerufen am 27. Mai 2021

Wir wollen euch beschützen

1 Bundesgesundheitsministerium: »Formulierungshilfe der Bundesregierung für die Fraktionen der CDU/CSU und der SPD«, online unter www.bundesgesundheitsministerium.de/fileadmin/Dateien/3_Downloads/Gesetze_und_Verordnungen/GuV/B/4._BevSchG_Formulierungshilfe.pdf, abgerufen am 27. Mai 2021

2 *Spiegel*: »Merkel verspricht Aufhebung aller Maßnahmen nach Ende der Pandemie«, 6. April 2020, online unter www.spiegel.de/politik/deutschland/corona-krise-merkel-verspricht-aufhebung-aller-massnahmen-nach-ende-der-pandemie-a-ddca2bd8-21da-4d0b-a5a1-60b115863886, abgerufen am 27. Mai 2021

3 Hellemann, Angelika; Eichinger, Roman: »Gehalts-Bonus für Corona-Helden soll steuerfrei sein«, in: *Bild*, 29. März 2020, online unter www.bild.de/bild-plus/politik/inland/politik-inland/corona-olaf-scholz-bessere-loehne-fuer-harte-arbeit-sollten-eine-folge-der-krise-69691500,view=conversionToLogin.bild.html, abgerufen am 27. Mai 2021

4 Bundesinstitut für Bevölkerungsforschung: »Durchschnittliches Sterbealter nach Todesursachen und Geschlecht in Deutschland (1980–2018)«, online unter www.bib.bund.de/DE/Fakten/Fakt/S21-Sterbealter-Todesursachen-Geschlecht-ab-1980.html, abgerufen am 27. Mai 2021

5 RKI: »Täglicher Lagebericht des RKI zur Coronavirus-Krankheit-2019 (COVID-19), 11.05.2020«, online unter www.rki.de/DE/Content/InfAZ/N/Neuartiges_Coronavirus/Situationsberichte/2020-05-11-de.pdf?__blob=publicationFile, abgerufen am 27. Mai 2021

6 Statisches Bundesamt: *Statistisches Jahrbuch*, Wiesbaden, 2019,

7 Bundesministerium der Gesundheit: »Rauchen«, online unter www.bundesgesundheitsministerium.de/service/begriffe-von-a-z/r/rauchen.html, abgerufen am 27. Mai 2021

8 Bundesregierung: »Dies ist eine historische Aufgabe – und sie ist nur gemeinsam zu bewältigen«, 18. März 2020, online unter www.bundesregierung.de/breg-de/themen/coronavirus/ansprache-der-kanzlerin-1732108, abgerufen am 27. Mai 2021

9 Urmersbach, Bruno: »Anteil der Raucher in der EU nach Geschlecht im Jahr 2020«, Statista, 5. Mai 2021, online unter https://de.statista.com/statistik/daten/studie/1099197/umfrage/anteil-der-raucher-in-der-eu-nach-geschlecht/, abgerufen am 27. Mai 2021

10 Rudnicka, J.: »Länder in Europa mit der höchsten durchschnittlichen Lebenserwartung bei der Geburt im Jahr 2020 nach Geschlecht«, Sta-

tista, online unter https://de.statista.com/statistik/daten/studie/
199618/umfrage/laender-mit-der-hoechsten-lebenserwartung-in-eu
ropa-nach-geschlecht/, abgerufen am 27. Mai 2021

11 Destatis: »Sterbefallzahlen in der 19. Kalenderwoche 2021: 6% über
dem Durchschnitt der Vorjahre«, 25. Mai 2021, online unter www.
destatis.de/DE/Themen/Gesellschaft-Umwelt/Bevoelkerung/Sterbe
faelle-Lebenserwartung/_inhalt.html, abgerufen am 27. Mai 2021

12 Bock-Häggmark, Karin: »Restriktives Rauchverbot in Kraft getreten«, 7.
Juli 2019, in: *Tagesspiegel*, online unter www.tagesspiegel.de/gesell
schaft/wie-sich-die-schweden-gesund-zwingen-restriktives-rauchver
bot-in-kraft-getreten/24533198.html, abgerufen am 27. Mai 2021

13 TCS, online unter www.tobaccocontrolscale.org/, abgerufen am 27.
Mai 2021

14 Birger, Nicolai: »Sogar Bulgarien ist beim Zigaretten-Werbeverbot weiter«, in: *Welt*, online unter www.welt.de/wirtschaft/article157214394/
Sogar-Bulgarien-ist-beim-Zigaretten-Werbeverbot-weiter.html, abgerufen am 27. Mai 2021

15 n-tv: »Deutschland versagt bei Tabakprävention«, 27. Februrar 2020,
online unter www.n-tv.de/panorama/Deutschland-versagt-bei-Tabak
praevention-article21594216.html, abgerufen am 27. Mai 2021

16 *ÄrzteZeitung*: »Deutscher Kampf gegen Tabakkonsum zu lax«, 29. Mai
2015, online unter www.aerztezeitung.de/Politik/Deutscher-Kampf-
gegen-Tabakkonsum-zu-lax-247573.html, abgerufen am 27. Mai 2021

17 Bundesgesetzblatt Teil II 2004, 29. November 2004, Gesetz zu dem
Rahmenübereinkommen der Weltgesundheitsorganisation vom 21.
Mai 2003 zur Eindämmung des Tabakgebrauchs (Gesetz zu dem Tabak-
rahmenübereinkommen) vom 19. November 2004, Berlin

18 Hecking, Claus: »Warum der CDU Tabakwerbung wichtiger ist als Ju-
gendschutz«, in: *Spiegel*, 10. Dezember 2018, online unter www.spie
gel.de/wirtschaft/soziales/tabak-werbung-warum-die-cdu-die-werbe-
lobby-schuetzt-a-1242603.html, abgerufen am 27. Mai 2021

19 Rommel, A. et al: »The COVID-19 disease burden in Germany in 2020 -
years of life lost to death and disease over the course of the pandemic«,
in: *Deutsches Ärzteblatt*, 12. Februar 2021

20 Deutsche Adipositas Gesellschaft e.V.: »Vom »Wohlstandsyndrom«
zum »metabolischen Syndrom«, online unter https://adipositas-gesell
schaft.de/ueber-adipositas/folge-und-begleiterkrankungen/, abgerufen am 27. Mai 2021

21 Faber, Annegret: »160.000 Tote wegen zu viel Fett, Salz und Zucker«,
in: MDR Wissen, online unter www.mdr.de/wissen/ernaehrung-
herz-kreislauf-erkrankungen-todesfaelle-100.html, abgerufen am 27.
Mai 2021

22 Deutsche Hochdruckliga e.V.: »Aktuelle Studie zeigt: Jeder fünfte Todesfall weltweit ist auf ungesunde Ernährung zurückzuführen«, in:
Adipositas Page, 15. Mai 2019, online unter www.adipositas-page.de/
todesursache-ungesunde-ernaehrung/, abgerufen am 27. Mai 2021

23 Wittig, Frank: »Blutdruck sinnlos behandelt«, in: odysso SWR Wissen, 14. Oktober 2013, online unter www.swr.de/wissen/odysso/broad castcontrib-swr-33818.html, abgerufen am 27. Mai 2021

24 Deutsche Diabetes Hilfe: »Diabetes in Zahlen«, online unter www.diabetesde.org/ueber_diabetes/was_ist_diabetes_/diabetes_in_zahlen, abgerufen am 27. Mai 2021

25 Kinder- & Jugendärzte im Netz, Berufsverband der Kinder- und Jugendärzte e. V.: »In vier Jahrzehnten hat sich das Übergewicht bei Kindern weltweit verzehnfacht«, 25. November 2017, online unter www.kinderaerzte-im-netz.de/news-archiv/meldung/article/in-vier-jahrzehnten-hat-sich-das-uebergewicht-bei-kindern-weltweit-verzehnfacht/, abgerufen am 27. Mai 2021

26 Deutsches Ärzteblatt: »Jedes siebte Kind in Deutschland zu dick oder fettleibig«, 15. März 2018, online unter www.aerzteblatt.de/nachrichten/91831/Jedes-siebte-Kind-in-Deutschland-zu-dick-oder-fettleibig, abgerufen am 27. Mai 2021

27 Abarca-Gómez, L. et. al.: »Worldwide trends in body-mass index, underweight, overweight, and obesity from 1975 to 2016: a pooled analysis of 2416 population-based measurement studies in 128·9 million children, adolescents, and adults«, in: The Lancet, 390, Ausgabe 10113, 16. Dezember 2017, S. 2627–2642

28 Poznyak, Vladimir; Rekve, Dag: WHO Global status report on alcohol and health 2018, WHO, 2018

29 Suhr, Frauke: »Alkoholkonsum steigt während der Pandemie«, in: Statista, online unter https://de.statista.com/infografik/24026/alkoholkonsum-steigt-waehrend-der-pandemie/, abgerufen am 27. Mai 2021

30 Poznyak, Vladimir; Rekve, Dag: WHO Global status report on alcohol and health 2018, WHO, 2018

31 Bundesministerium der Gesundheit: »Alkohol«, online unter www.bundesgesundheitsministerium.de/service/begriffe-von-a-z/a/alkohol.html, abgerufen am 27. Mai 2021

32 Bundesinstitut für Arzneimittel und Medizinprodukte: Todesursachenstatistik, online unter www.dimdi.de/dynamic/de/klassifikationen/icd/icd-10-who/todesursachenstatistik/, abgerufen am 27. Mai 2021

33 Institute for Health Metrics and Evaluation: Global Burden of Disease, Seattle 2019 (Stand: 14.07.2016)

34 ebd.

35 RKI: Journal of Health Monitoring 2016, Berlin

36 Bundeskriminalamt: Polizeiliche Kriminalstatistik Bundesrepublik Deutschland, Jahrbuch, Wiesbaden, 2019

37 BMI: Bericht zur Polizeilichen Kriminalstatistik, Berlin 2017

38 Welt: »Beckstein findet Autofahren nach zwei Maß Bier ok«, 16. September 2008, online unter www.welt.de/politik/article2451770/Beckstein-findet-Autofahren-nach-zwei-Mass-Bier-ok.html, abgerufen am 27. Mai 2021

39 Aktionswoche Alkohol, Zahlen und Fakten, online unter www.aktions woche-alkohol.de/presse/fakten-mythen/zahlen-und-fakten, abgerufen am 27. Mai 2021

40 Stašaityt , Vyten : »Werbung für Alkohol verboten – ausländische Presse wird gefleddert«, in: MDR, online unter www.mdr.de/nachrichten/welt/osteuropa/ostblogger/alkohol-werbung-litauen-verboten-100.html, abgerufen am 27. Mai 2021

41 RKI: Pressemeldung »Neue Schätzung zur Krankheitslast durch Krankenhaus-Infektionen«, 15. November 2019, online unter www.rki.de/DE/Content/Service/Presse/Pressemitteilungen/2019/14_2019.html, abgerufen am 27. Mai 2021

42 Zeit: »Diese Keime töten«, 20. November 2014, online unter www.zeit.de/wissen/gesundheit/2014-11/multiresistente-keime-mrsa-antibiotika-massentierhaltung-keimkarte/komplettansicht, abgerufen am 27. Mai 2021

43 Balzereit, Xenia: »Krankenhaushygiene: »Vieles muss verbessert werden«, in: Correctiv, 1. November 2016, online unter https://correctiv.org/aktuelles/gesundheit/gefaehrliche-keime/2016/11/01/kranken haushygiene-vieles-muss-verbessert-werden/, abgerufen am 27. Mai 2021

44 Tagesschau: »Viele Infektionen wären vermeidbar«, 4. November 2011, online unter www.tagesschau.de/inland/krankenhaushygiene118.html, abgerufen am 27. Mai 2021

45 HAZ: »MRSA in bis zu 90 Prozent der Ställe«, 21. Mai 2021, online unter www.haz.de/Nachrichten/Politik/Deutschland-Welt/MRSA-in-bis-zu-90-Prozent-der-Staelle, abgerufen am 27. Mai 2021

46 Zeit: »Diese Keime töten«, 20. November 2014, online unter www.zeit.de/wissen/gesundheit/2014-11/multiresistente-keime-mrsa-antibiotika-massentierhaltung-keimkarte/komplettansicht, abgerufen am 27. Mai 2021

47 Behringer, Anja: »Erfolgloser Kampf gegen Krankenhauskeime«, in: healthcare-in-europe.com, 7. Januar 2020, online unter https://healthcare-in-europe.com/de/news/erfolgloser-kampf-gegen-kran kenhauskeime.html, abgerufen am 27. Mai 2021

48 Berger, Jens: »Bloß keine Panik! – die Medien und ihre frühe Corona-Berichterstattung«, NachDenkSeiten, 23. April 2020, online unter www.nachdenkseiten.de/?p=60422, abgerufen am 27. Mai 2021

49 RBB24: »Die Influenza ist die konkrete Gefahr«, 27. Januar 2020, online unter http://web.archive.org/web/20200128135103/www.rbb24.de/panorama/beitrag/2020/01/interview-robert-koch-insti tut-coronavirus-influenza-berlin-brandenburg.html, abgerufen am 27. Mai 2021

50 Radtke, Rainer: »Influenza assoziierte Sterblichkeit in Deutschland bis 2020«, Statista, 31. März 2021, online unter https://de.statista.com/statistik/daten/studie/405363/umfrage/influenza-assoziierte-ueber

sterblichkeit-exzess-mortalitaet-in-deutschland/, abgerufen am 27. Mai 2021

51 Kinder-&Jugendärzte im Netz, Berufsverband der Kinder- und Jugendärzte e.V.:»Was ist eine Grippe (Influenza)«, 25. Februar 2021, online unter www.kinderaerzte-im-netz.de/krankheiten/grippe-influ enza/was-ist-eine-grippe-influenza/, abgerufen am 27. Mai 2021

52 Haug, Clemens:»Grippesaison 2020/21: weltweit kaum noch Influenza«, in: MDR Wissen, 14. April 2021, online unter www.mdr.de/wis sen/grippewelle-influenza-winter-fieber-husten-arztbesuch-sach sen-anhalt-thueringen-100.html, abgerufen am 27. Mai 2021

53 Peek, Katie:»Flu Has Disappeared Worldwide during the COVID Pandemic«, in: *Scientific American*, 29. April 2021, online unter www.scien tificamerican.com/article/flu-has-disappeared-worldwide-during-the-covid-pandemic1/, abgerufen am 27. Mai 2021

54 Endt, Christian:»Lebenserwartung: Arm leben heißt früher sterben«, in: *Süddeutsche Zeitung*, 6. September 2017, online unter www.sued deutsche.de/wirtschaft/lebenserwartung-arm-leben-heisst-frueher-sterben-1.3654958, abgerufen am 27. Mai 2021

Die vermeidbare Katastrophe

1 Berger, Jens:»Corona-Epizentrum Altenheim – wenn die Politik nicht handelt, droht eine Katastrophe mit Ansage«, NachDenkSeiten, 26. März 2020, online unter www.nachdenkseiten.de/?p=59633, abgerufen am 27. Mai 2021

2 Schrappe et al., »Thesenpapier 7: Die Pandemie durch SARS-CoV-2/Co-ViD-19«, 10. Januar 2021, online unter www.matthias.schrappe.com/index_htm_files/Thesenpap7_210110_endfass.pdf, abgerufen am 27. Mai 2021

3 ebd.

4 MDR:»Kekulés Corona-Kompass #48 – Corona-Test muss für alle verfügbar sein«, 12. Mai 2010, online unter www.mdr.de/nachrichten/podcast/kekule-corona/coronatest-reproduktionszahl-rki-audio-102.html, abgerufen am 27. Mai 2021

5 Berger, Jens:»Corona-Epizentrum Altenheim – wenn die Politik nicht handelt, droht eine Katastrophe mit Ansage«, NachDenkSeiten, 26. März 2020, online unter www.nachdenkseiten.de/?p=59633, abgerufen am 27. Mai 2021

6 *Zeit*:»Fast alle Pflegeheimbewohner laut RKI geimpft«, 25. März 2021, online unter www.zeit.de/wissen/gesundheit/2021-03/corona-pandemie-impfkampagne-rki-deutschland-pflegeheime, abgerufen am 27. Mai 2021

Corona – gekommen, um zu bleiben

1 Heinrich, Christian; Gottardo, Alessandro: »Wie mächtig ist die Hoffnung?«, in: *Zeit*, 13. September 2017, online unter www.zeit.de/2017/37/positives-denken-hoffnung-gesundheit-heilung-koerper, abgerufen am 27. Mai 2021

2 Trappe, Thomas: »Herdenimmunität fast unmöglich zu erreichen«, in: Tagesspiegel, 3. Februar 2021, online unter www.tagesspiegel.de/wissen/97-prozent-der-erwachsenen-muessten-geimpft-werden-herdenimmunitaet-fast-unmoeglich-zu-erreichen/26879138.html, abgerufen am 27. Mai 2021

3 Deutscher Bundestag, Drucksache 19/26324, 1. Februar 2021, online unter https://dip21.bundestag.de/dip21/btd/19/263/1926324.pdf, abgerufen am 27. Mai 2021

4 *Spiegel*: »Spahn will Jugendlichen bis Ende August ein Impfangebot machen«, 24. Mai 2021, online unter www.spiegel.de/politik/deutschland/corona-impfung-jens-spahn-will-jugendlichen-bis-ende-august-ein-impfangebot-machen-a-ff946022-fcf9-43be-b718-a758df84a9da, abgerufen am 27. Mai 2021

5 Rojkov, Alexandra: »Israel schließt letzte Coronastation: ›Wir haben alle geweint‹«, in: *Tagesspiegel*, 24. Mai 2021, online unter www.spiegel.de/ausland/israel-schliesst-letzte-corona-station-wir-haben-alle-geweint-a-2402fc31-0996-4fe4-86f9-facd477e0807, abgerufen am 27. Mai 2021

6 Schüchtle, Anna-Lena: »Coronavirus: Mehrheit der jungen Menschen will auch nach der Pandemie nicht auf Maske verzichten«, in: BW24, 9. September 2020, online unter www.bw24.de/baden-wuerttemberg/coronavirus-baden-wuerttemberg-folgen-maskenpflicht-maske-nasen-mund-schutz-studie-zukunft-veraenderung-90040539.html, abgerufen am 27. Mai 2021

7 Meyer, Laurin: »Masken auf ewig? An einigen Orten ist das ›eine Option‹«, in: *Welt*, online unter www.welt.de/wirtschaft/plus225484777/Grippe-faellt-aus-Masken-auf-ewig-Mancherorts-ist-das-eine-Option.html, abgerufen am 27. Mai 2021

8 *ÄrzteZeitung*: »RKI für Masken gegen Grippe«, 19. Dezember 2011, online unter www.aerztezeitung.de/Medizin/RKI-fuer-Masken-gegen-Grippe-260949.html, abgerufen am 27. Mai 2021